中医特色诊疗技术 护理规范研究

魏雪红　李卫强●主　编
白桂莲　杨利侠●副主编

黄河出版传媒集团
阳光出版社

图书在版编目（CIP）数据

中医特色诊疗技术护理规范研究 / 魏雪红，李卫强
主编. —— 银川：阳光出版社，2018.12
　　ISBN 978-7-5525-4719-1

　　Ⅰ. ①中… Ⅱ. ①魏… ②李… Ⅲ. ①中医治疗法 –
技术操作规程②中医学 – 护理学 – 技术操作规程 Ⅳ.
①R24-65

中国版本图书馆CIP数据核字(2019)第000103号

中医特色诊疗技术护理规范研究

魏雪红　李卫强　主编

责任编辑　马　晖
封面设计　赵　倩
责任印制　岳建宁

黄河出版传媒集团
阳 光 出 版 社　出版发行

地　　址　宁夏银川市北京东路139号出版大厦（750001）
网　　址　http://www.ygchbs.com
网上书店　http://shop129132959.taobao.com
电子信箱　yangguangchubanshe@163.com
邮购电话　0951-5014139
经　　销　全国新华书店
印刷装订　宁夏银报智能印刷科技有限公司
印刷委托书号　（宁）0012146

开　　本　880mm×1230mm 1/32
印　　张　6.25
字　　数　170千字
版　　次　2019年2月第1版
印　　次　2019年2月第1次印刷
书　　号　ISBN 978-7-5525-4719-1
定　　价　58.00元

前　言

  中医药既是中华文明的重要载体，又在人民健康事业中发挥独特作用。2016年12月6日，国务院发表了《中国的中医药》白皮书。白皮书指出，把中医药发展上升为国家战略，中医药事业进入新的历史发展时期。

  习近平总书记指出，中医药学是中国古代科学的瑰宝，也是打开中华文明宝库的钥匙。当前，中医药振兴发展迎来天时、地利、人和的大好时机，希望广大中医药工作者增强民族自信，勇攀医学高峰，深入发掘中医药宝库中的精华，充分发挥中医药的独特优势，推进中医药现代化，推动中医药走向世界，切实把中医药这一祖先留给我们的宝贵财富继承好、发展好、利用好，在建设健康中国、实现中国梦的伟大征程中谱写新的篇章。

  为响应党和国家发展中医药的伟大号召，我们开展了中医特色诊疗技术护理规范研究。中医特色护理技术是临床护理技术的重要组成部分，也是中医护理专业服务的重要环节。随着医学科学技术的发展，发展专科护理，规范专科护理行为已成为护理工作的重点和专科护理工作者必须掌握的重要技术之一。只有稳、准、快、好地完成各项专科护理操作技术，才能减轻患者痛苦，为患者提供程序化、规范化、人性化的专业服务。

本书共分四章，第一章内服药物疗法护理规范，第二章外用药物疗法护理规范，第三章手法器械类疗法护理规范及第四章精神心理感官类疗法护理规范。每一章护理技术规范从概念、适应证、禁忌证、评估和观察要点、护理操作规范要点、注意事项等六个方面进行详细讲述，全面阐述了中医特色护理技术规范，可使临床业务技术管理更为科学化、标准化、规范化，有利于临床教学，同时也为确保护理工作的安全性，亦为临床护士规范化护理提供了参考依据及学习资料。

本书的编写得到宁夏医科大学回医药现代化教育部重点实验室课题经费资助，也得到了宁夏医科大学牛阳教授及宁夏中医医院高如宏主任医师等诸位专家的指导和大力支持，再次表示衷心的感谢。因编者水平有限，不足之处在所难免，敬请提出批评和指正。

编　者

目 录

第一章　内服药物疗法护理规范

第一节　催吐疗法护理规范

一、催吐疗法概念

催吐疗法是指医者通过刺激患者咽喉或使用一定的药物给患者催吐，以纠正患者体液异常稽留所致病症的一种治疗方法。

二、适应证

凡属食积不化、中毒症、急腹痛、胃内虫病、食欲不振等胃及胸膈部位以上的病症，均可用吐法。

若是急性食物积滞或饮食不当所致的胃中不适，或患者常食油脂而致腹中油脂较多者，可直接服用催吐药物。

三、禁忌证

当患者体液虚少、体质虚弱、小便癃闭、眼病障翳、痔、肉类中毒严重者，肠内寄生虫病，以及年龄过大、小儿、孕妇等，皆不宜用吐法。

对于咽喉部反复感染者也不宜用此法。因先天胸廓小或者颈部瘦长者难以催吐，此法疗效较差。

四、评估要点

1. 评估患者年龄、全身状况及咽喉部情况。

2. 饮食、生活习惯。

3. 心理社会状况。

4. 呕吐物内容、颜色、气味、次数和时间。

5. 辨证：寒邪犯胃证、食滞胃肠证、痰饮停胃证、肝气犯胃证、脾胃虚寒证、胃阴亏虚证。

五、护理操作规范要点

1. 一般护理

（1）按内科一般护理常规进行。

（2）呕吐严重者，卧床休息，不宜过多翻身，吐后不宜立即进食。

（3）呕吐时宜取侧卧位，轻拍其背，吐后用温水漱口。对卧床不起者，可将头偏向一侧，以免呕吐物呛入气道而窒息。

（4）必要时将呕吐物留样送检。

2. 病情观察，做好护理记录

（1）观察和记录呕吐物性质、颜色、气味、次数和时间等。

（2）呕吐剧烈、量多，伴见皮肤干皱、眼眶下陷、舌质光红时，报告医师，配合处理。

（3）呕吐呈喷射状，伴剧烈头痛、项强、神志不清时，报告医师，并配合处理。

（4）呕吐物中带咖啡样物或鲜血时，报告医师，并配合处理。

（5）呕吐频繁，不断加重或呕吐物腥臭，伴有腹胀痛、拒按、无大便及矢气时，报告医师，配合处理。

（6）呕吐频作、头昏头痛、烦躁不安、嗜睡、呼吸深大时，报告医师，配合处理。

3. 给药护理

中药汤剂宜热服，小量渐进。

4. 饮食护理

（1）进食时保持心情舒畅，宜少食多餐。

（2）肝气犯胃者，可给予理气降气食物。

（3）食积者应节食。

（4）虚寒性呕吐宜给温热性饮食，忌生冷不洁和肥甘厚味之品，尤忌甜食。

5. 情志护理

消除患者恐惧、紧张心理，肝气犯胃者，保持心情舒畅。

6. 临证施护

（1）寒邪犯胃，可用鲜生姜煎汤加红糖适量热服。

（2）食滞肠胃，欲吐不得吐者，可先饮用温盐水，后用压舌板探吐。

（3）痰饮停胃，可频服少量生姜汁。

（4）肝气犯胃，稳定患者情绪，遵医嘱针刺。

（5）脾胃虚寒者，胃脘部要保暖、热敷或遵医嘱隔姜灸或按摩胃脘部。

（6）胃阴亏虚者遵医嘱，给予中药泡水代茶饮。

六、注意事项

1. 催吐时患者取坐位或侧卧位，头偏向一侧，防止误吸引起窒息。

2. 吐完后给予漱口，及时处理呕吐物，更换污染被服，开窗通风祛除异味。

3. 大量催吐应观察有无水及电解质紊乱。

4. 催吐后患者应卧床休息，防止体位性低血压，以免摔倒。

5. 注意生活起居，避免受寒或过于劳累。讲究饮食卫生，做到饮食有节，饮食一般宜软、易消化，切忌过饱。

第二节　催泻疗法护理规范

一、催泻疗法概念

催泻疗法是通过服用具有泻下功效的药物将脏腑病邪排出体外，达到治疗疾病目的的一种方法。

二、适应证

本疗法适用于中毒症、六腑的热性疾病、食积不化、浮肿、水肿，痛风，风湿、类风湿关节炎，虫病，陈旧性疮疡等，疗效显著。

三、禁忌证

凡身体衰弱、老年、孕妇，胃火衰弱者，肛门疾病，呕吐，以及外伤，如金属等异物遗留于体内疼痛者等，均不可使用本法。冬季不宜使用泻下法。

四、评估要点

1.诊察能否使用泻药。

2.诊察施行泻法的时机：疾病已届成熟阶段者；病邪已敛入胃中者；痞瘤已被攻破者；陈旧性疾病已被引发者；病势正当亢盛期者。凡具备上述条件，可以施行泻下法。

3.诊察患者体质：凡久病体力衰弱，不能进食，脉象无力，出现细而疾、颤抖、间歇脉者均忌用此法。

4.诊察大便的量、色、质、气味及次数，有无传染性。

5.评估饮食习惯和生活习惯。

6.评估心理社会状况。

7.辨证：寒湿困脾证、肠道湿热证、食滞胃肠证、肝气郁滞证、脾气亏虚证、肾阳亏虚证。

五、护理操作规范要点

1. 一般护理

（1）按中医内科一般护理常规进行。

（2）催泻后出现急性泄泻者，应卧床休息。

（3）具有传染性者，执行消化道隔离。

（4）长期卧床者，应定时翻身，泄泻后清洁肛门。

（5）遵医嘱及时、准确地留取大便标本送验。

2. 病情观察，做好护理记录

（1）观察大便的量、色、质、气味及次数，有无里急后重等情况。

（2）观察体温、脉搏、舌苔、口渴、饮水、尿量和皮肤弹性等变化。

（3）泄泻严重、眼窝凹陷、口干舌燥、皮肤干枯无弹性、腹胀无力时，报告医师，并配合处理。

（4）呼吸深长、烦躁不安、精神恍惚、四肢厥冷、尿少或无尿时，报告医师，并配合处理。

3. 给药护理

中药汤剂趁热服用，服后盖被静卧。

4. 饮食护理

（1）饮食以清淡、易消化、无渣及营养丰富的流质或半流质为宜。忌食油腻、生冷、辛辣等刺激性食物。

（2）肠道湿热者，饮食宜清淡爽口，忌食生热助湿之品。

（3）食滞胃肠者，暂禁食，待好转后再给予软食。

（4）脾气亏虚者，以清淡饮食为宜，可食健脾食物。

5. 情志护理

（1）慢性泄泻患者常有焦虑、恐惧心理，给予安慰，消除疑虑，保持心情愉快。

（2）肝气郁滞者，忌恼怒，保持心情舒畅。

6. 临证施护

（1）寒湿困脾，腹痛者，可作腹部热敷。

（2）肠道湿热，肛门灼热疼痛者，遵医嘱中药熏洗。

（3）食滞胃肠，腹痛者，遵医嘱给予针刺。

六、注意事项

1. 注意饮食清洁、有节。

2. 生活规律，劳逸结合，保持心情舒畅。

3. 指导患者遵医嘱正确服药。

4. 体弱患者，由于不能承受猛烈泻下，即使病邪未除，亦当中止泻下。

5. 泻下之后宜食用米粥、炒青稞粥等清淡饮食以补益身体。

第三节 发汗疗法护理规范

一、发汗疗法概念

发汗疗法是指医者应用药物，通过使患者发汗而祛除疾病的一种方法。

二、适应证

临床上发汗疗法可用于感受外邪引起的表证，对于麻疹未透、痈肿疮疡初起、水肿、痹证初期等也可使用。

三、禁忌证

若麻疹已透、疮疡已经溃脓，以及自汗、盗汗、吐泻等津液损伤的病症禁用发汗疗法。

四、评估要点

1.病室环境宜安静、空气新鲜。

2.饮食宜清淡，忌黏滑、肉面、五辛、酒酪、酸性和生冷食物。因酸性食物有敛汗作用，而生冷食物不易散寒。

3.药宜武火快煎，麻黄煎煮去上浮沫，芳香药宜后下；服药时温度适宜；服药后卧床加盖衣被，保暖以助发汗，并且在短时间内大口喝下热稀粥约200 ml或给予开水、热饮料、热豆浆等，以助药力，促其发汗；若与麻黄、葛根同用时，则一般不需啜热粥。

4. 观察出汗特点。有汗、无汗、出汗时间、遍身出汗还是局部出汗等。在一般情况下，汗出热退即停药，以遍身微微汗出最佳、忌大汗。若汗出不彻，则病邪不解，需继续用药；而汗出过多，会伤津耗液、损伤正气，可给予患者口服糖盐水或输液；若大汗不止，易导致伤阴亡阳，应立即通知医师，及时采取措施。

5. 汗出热退时，应及时用干毛巾或热毛巾擦干，忌用冷毛巾擦拭，以防毛孔郁闭，不利病邪外达；大汗淋漓者，暂时不要给予更衣，可在胸前、背后铺上干毛巾，汗止时再更换衣被，注意避风寒；防止复感。

6. 病位在表者服药后仍无出汗，纵然热不退，也不可给予冷饮和冷敷，避免"闭门留寇"使邪无出路，而入里化热成变证，热反更甚；可以针刺大椎、曲池穴位达到透邪发汗目的。

7. 发汗要因人因时而异，如暑天炎热，汗之宜轻；冬令寒冷，汗之宜重；体虚者，汗之宜缓；体实者，汗之宜峻等。

8. 服发汗解表药时，禁用或慎用解热镇痛药，如阿司匹林、比理通等，防止汗出太过。

9. 服用含有麻黄的药物后，要注意患者的血压及心率变化。

10. 注意不可妄汗：凡泌尿系感染、疮疡、失血患者和剧烈吐下之后均禁用汗法。病邪已经入里或麻疹已透，疮疡已溃，虚证水肿，吐泻失水等，也不宜应用汗法。

11. 辨证分型：风寒感冒、风热感冒。

五、护理操作规范要点

1. 一般护理

（1）按中医内科一般护理常规进行。

（2）重症感冒宜卧床休息，热退后适当下床活动。

（3）若汗出热退时，宜用温毛巾或干毛巾擦身，更换衣服，避免受凉。

2. 病情观察，做好护理记录

（1）密切观察体温、寒热、汗出、咳嗽、咳痰、痰色、舌脉及服药后反应。

（2）服解热药后体温骤降、面色苍白、出冷汗时，即报告医师，配合处理。

（3）药后无汗、体温继续升高、咳嗽、胸痛、咯血、或热盛动风抽搐时，立即报告医师，配合处理。

3. 给药护理

（1）风寒感冒者，汤药宜热服，服药后可给予热饮料，或盖被保暖，以助微汗出（荆防败毒散：荆芥、防风、薄荷、桔梗、连翘、甘草等）。

（2）风热感冒者，汤药应武火快煎，宜温服（银翘散：银花、连翘、桔梗、甘草等）。

4. 饮食调护

（1）风寒感冒者，宜热食，忌生冷，宜食辛味发散食物，多饮开水，以利驱邪外出；生姜 10 g，葱白 3 根，加适量红糖煎汤热服，或喝热稀饭，使微汗出。

（2）风热感冒者，宜食凉润之食品，如西瓜汁、绿豆粥等；口渴者，可予鲜芦根煎汤代茶饮。

5. 情志调护

因感冒多次反复发作，情绪低落者，鼓励患者树立战胜疾病的信心。

6. 临证施护

（1）风寒感冒，头痛者可针刺百会、太阳、风池、合谷，用泻法。

（2）风热感冒，高热者可针刺大椎、曲池、合谷，用泻法或采用刮痧疗法。

（3）体虚者，遵医嘱艾灸足三里、涌泉、大椎等。

（4）鼻塞流涕，可用热毛巾敷鼻额部或按摩迎香穴。

（5）便秘者，遵医嘱服用中药或中药泡水代茶饮。

六、注意事项

1. 起居有常，饮食有节。加强锻炼以增强体质。

2. 自我穴位按摩，坚持每日凉水洗脸，预防感冒。

3. 注意四时天气变化，天暑地热之时，切忌坐卧湿地，汗出勿当风。

4. 服药后，酌情增加衣被促使发汗，以遍身微出汗为佳。发汗之后，腠理疏松，宜避风寒。

5. 汗法多选用辛散轻扬的药物，不宜过煮，以免药性挥发。

若表邪未尽，又有里证，须使用表里双解法；若病邪至深入里，则不宜再用汗法。

第四节　膏子药疗法护理规范

一、膏子药疗法概念

膏子药疗法是指在回医药理论指导下应用配制的膏状药物用于治疗疾病的方法。本部分主要以外用膏子药疗法为主。

二、适应证

《回回药方》记载的膏子药内容极为丰富，膏子药可以口服治疗中风、风湿、胃病、伤科等诸多内科病证，也可外用治疗某些疮疡、皮肤等外科疾患。

三、禁忌证

1.疮疡脓肿迅速蔓延、大疱性皮肤病、表皮剥脱松懈症及对膏子药过敏者禁用。

2.有出血倾向者禁用。

3.孕妇不能应用行气活血的膏子药物，以免发生流产。

四、评估要点

1.评估患者当前主要症状、临床表现、既往史及药物过敏史和体质。

2. 评估患者膏敷部位的皮肤情况。

3. 了解患者年龄、文化层次、目前心理状态及对疾病的认识。

4. 向患者解释操作的目的，取得患者配合。

五、护理操作规范要点

1. 一般护理

（1）按中医外科一般护理常规进行。

（2）膏敷者暴露外敷部位，注意保暖并保护隐私。

2. 病情观察，做好护理记录

（1）操作中观察局部皮肤反应，如出现苍白、红斑、水疱、痒痛或破溃等症状时，立即停止治疗，报告医师，遵医嘱对症处理。

（2）注意消毒隔离，避免交叉感染。

（3）如有特殊专科用药，遵医嘱给予相应护理。

3. 给药护理

外用者告知患者用药后的常见反应，如出现皮肤瘙痒、过敏、红疹、脱屑等时随诊。

4. 饮食调护

（1）忌食辛辣刺激性食物。

（2）忌食海鲜、韭菜、芫荽等发散之品。

（3）少食生冷不易消化食物。

（4）寒湿病证者宜进食生姜、山药、莲子、枸杞等温热食物。

（5）湿热病证者宜进食薏苡仁、红豆、百合等性凉之品。

（6）体虚者，宜进食当归生姜羊肉汤之类补益汤羹。

5. 情志调护

（1）用药期间，告知患者心态平和，切勿生气。

（2）因感冒多次反复发作，情绪低落，鼓励患者树立战胜疾病的信心。

6. 临证施护

（1）寒湿体质者，头痛者可针刺百会、太阳、风池、合谷，用泻法。

（2）湿热体质者，高热者可针刺大椎、曲池、合谷，用泻法或刮痧疗法。

（3）体虚者，可以遵医嘱于足三里、关元、气海、肾俞等艾灸。

六、注意事项

1. 起居有常，饮食有节，加强锻炼，增强体质。

2. 足三里、关元、气海、肾俞等穴位自我按摩，积极预防感冒等发生。

3. 切忌坐卧湿地。

第五节　饼子药疗法护理规范

一、饼子药疗法概念

饼子药疗法是指在回医药理论指导下，采用依据理、法、方、药原则配制而成的饼子药，用以治疗疾病的方法。

二、适应证

《回回药方》中饼子药大多具有疏风、化痰、顺气止痛等功效，使用时以口服为最常用，尚可采用鼻子嗅等方法。

三、禁忌证

本疗法可因人制宜，使用恰当的药物，无明显禁忌证。

四、评估要点

1.评估患者当前主要症状、临床表现、既往病史及体质。

2.评估患者心理状态及对饼子药的接受程度。

3.向患者解释饼子药的服用方法，取得患者配合。

五、护理操作规范要点

1.遵循标准预防、安全给药原则。

2.告知患者或家属药物相关注意事项，取得患者配合。

3. 严格遵循查对制度，了解患者所服药物的作用、不良反应以及某些药物服用的特殊要求。

4. 协助患者服药，为鼻饲患者给药时，应当将药物研碎溶解后由胃管注入。

5. 若患者因故暂不能服药，暂不发药，并做好交班。

6. 观察患者服药效果及不良反应。如有异常情况及时与医师沟通。

六、注意事项

1. 注意患者体质的辨别和病症的辨别。

2. 根据病情合理配置饼子药。

第二章 外用药物疗法护理规范

第一节 灌肠疗法护理规范

一、灌肠疗法概念

灌肠疗法是将一定量的溶液由肛门经直肠灌入结肠，以帮助患者清洁肠道、排便、排气或由肠道供给药物，达到确定诊断和治疗的目的。

二、适应证

1. 中风急性期（痰热腑实证）。

2. 各种肝炎黄疸。

3. 慢性结肠炎，包括：部分感染性结肠炎、溃疡性结肠炎和轻症非病原体感染所致的结肠炎症，如放射性结肠炎、伪膜性结肠炎等。

4. 慢性盆腔炎、慢性盆腔疼痛症、盆腔淤血综合征、输卵管阻塞性不孕症、痛经等患者非经期适用。

5. 慢性肾功能不全。

三、禁忌证

急腹症、消化道出血、妊娠、严重心血管疾病等。肛门、直肠、结肠等术后及大便失禁的患者不宜做保留灌肠。

四、评估要点

1. 患者的病情及治疗情况、灌肠的目的。

2. 了解患者病情，评估意识、自理情况、合作及耐受程度。

3. 患者的心理状况对灌肠的理解、配合程度。

4. 了解患者排便情况，评估肛门周围皮肤黏膜状况。

五、护理操作规范要点

1. 肛肠科一般护理常规。

2. 保留灌肠前，嘱患者排便，以清洁肠道，便于药物吸收，尽量不采取大量不保留灌肠，以免刺激肠蠕动，使药液不易保留。

3. 备齐用物携至床前，向患者解释治疗目的及方法。

4. 测量药液温度，39~41℃，倒入灌肠筒或输液瓶内，挂在输液架上，液面距肛门 30~40 cm。

5. 摆好体位，根据病变部位取左侧或右侧卧位，臀下垫一次性治疗巾，并用小枕抬高臀部 10 cm 左右，暴露肛门。

6. 润滑肛管前端，与输液器连接，排气后夹紧输液管，轻轻插入肛门 10~15 cm，用胶布固定，松开活塞，调节滴速，每分钟 60~80 滴。压力要低，以便药液的保留，保留时间越长越好，有利于肠黏膜对药物的充分吸收。

7.待药液滴完时夹紧输液管或灌肠筒的连管，拔出肛管放入弯盘。用卫生纸轻揉肛门部。

8.整理床铺，协助患者取舒适卧位，嘱咐患者尽量保留药液1 h 以上。

9.整理用物，洗手，记录。

六、注意事项

1.在保留灌肠操作前，应了解病变的部位，以便掌握灌肠的卧位和肛管卧位插入的深度。

2.观察前，应嘱患者先排便，肛管要细，插入要深，压力要低，药量要少。

3.肠道病变患者在晚间睡前灌入为宜，并减少活动。

4.药液温度要适宜，一般为 39~40℃，虚证可为 40~44℃。

5.灌肠筒要清洁消毒处理，肛管可用一次性的，一人一用，用后按《医疗废物管理办法》规定处理。

6.肛门、直肠和结肠等手术或大便失禁、下消化道出血者、妊娠妇女患者禁用灌肠治疗。

第二节　滴鼻疗法护理规范

一、滴鼻疗法概念

滴鼻疗法是指医者应用具有芳香通窍、收敛止涕、凉血止血等作用的药物制成水剂、油剂或乳剂，将药液滴入鼻内，通过鼻黏膜吸收，以达泻出病邪、醒脑开窍的一种治疗方法。

二、适应证

本疗法适用于头部及锁骨以上各种疾病，对感冒久治不愈的鼻塞、脓肿等鼻腔疾病，有显著效果。

三、禁忌证

凡瘟病初起、外部创伤，以及酒醉、食油脂类后等禁用。

四、评估要点

1. 向鼻内滴药时，滴管头不要碰到鼻部，以免污染药液；

2. 不可长期擅自依靠滴鼻液来改善鼻腔症状，应请专科医生诊治，以免丧失治疗时机；

3. 婴幼儿尽量不用滴鼻液，因为婴幼儿的鼻黏膜更为娇嫩，用滴鼻液会刺激鼻黏膜；

4. 高血压患者慎用鼻黏膜血管收缩剂，以防血压升高。

五、护理操作规范要点

1. 滴药前把鼻涕擤干净，如果鼻腔有干痂，可用温盐水清洗，待干痂变软取出后再滴药。

2. 滴药时，患者后仰，头向后垂使鼻孔朝天，将药液滴入患侧或双侧，每侧 4~5 滴，滴后轻捏鼻翼数次，休息 5 min 再起来，使药液充分和鼻腔黏膜接触。

3. 每日滴药 3~4 次。使用喷鼻剂时，头不要后仰，将药瓶的喷嘴插入鼻子，在按压喷雾器的同时吸气。在抽出喷雾器之前，要始终按压喷雾器，以防鼻中的黏液和细菌进入药瓶。

4. 在一侧或双侧鼻孔中喷药后，轻轻地用鼻吸气 2~3 次。

六、注意事项

1. 如用药后鼻中疼痛、作痒及鼻涕增多者，可使患者坐起，擤净鼻涕。

2. 如有黄水和脓液排出，或喉部上腭有遗药，则用温开水漱口洗鼻腔。

3. 在施行滴鼻法时，如果出现鼻出血等反应者，可于头额、上身、印堂等处冷水喷激。

4. 如发生目赤、头额、刺痛，是药力未达病所的原因，可取鼻脉、额脉及舌下脉等处放血，然后再在头部用冷水喷激。

第三节　点咽疗法护理规范

一、点咽疗法概念

通过使用外用药物点敷咽部治疗疾病的方法，称为点咽疗法。

二、适应证

点咽疗法使用的药物剂型包括散剂、膏剂、酊剂等。本法对于悬雍垂水肿、咽黏膜下出血、溃疡膜性咽峡炎等咽部疾病均有较好疗效。

三、禁忌证

1. 年老、婴幼儿及偏瘫、失语者，不宜应用本疗法。

2. 如在应用过程中，有反复呕吐、恶心等现象，也不宜应用本疗法。

四、评估要点

1. 评估患者的病情及治疗情况、点咽的目的。

2. 了解患者意识、自理情况、合作及耐受程度。

3. 第一次点咽后，需观察 10 min 左右，询问患者感觉，密切注意面色及表情；若有不良反应，及时加以处理。

五、护理操作规范要点

1. 点咽前先向患者说明，每次点入的药液均不可咽下。

2. 临床使用本法时多用一支干净的羊毛笔，然后蘸取药汁或者药末等直接点患处即可，待药物在患处 15 min 左右后将药物吐出。

3. 点咽顺序自上而下，从右至左，即先悬雍垂及软腭；再咽后壁和舌根；然后右侧扁桃体及舌；咽腭弓，最后是左侧的相应部位。

4. 每次喷药前应先吐出口内残余药液及分泌物。

5. 用药前 15 min 或用药后 1 h 内，一般不要饮水或进食，以免影响疗效。

六、注意事项

1. 应用本疗法之前，应先清洁口腔，用凉开水或淡盐水漱口，点药后不要进饮食，以免影响疗效。

2. 操作时，医者动作要迅速、轻柔、准确，遇咽喉神经敏感患者，容易发生恶心、呕吐，尤须注意。

3. 为了防止咽喉疾病交叉感染，使用过的医疗器具须严格消毒。

4. 吹喉的药粉要细腻。若过于粗糙，则容易刺激咽喉。

5. 药粉中多有芳香气味，应注意密封储藏，以防气味走散，降低药效。

6. 医者操作时，动作要轻柔、迅速、准确，以免损伤咽喉。

7. 凡病在急性期，最好配合应用其他疗法，以尽快控制病情。

第四节　含漱疗法护理规范

一、含漱疗法概念

含漱疗法是用某些药物做成冲剂或水剂，多次漱口，含漱完后吐出，用以治疗口腔和咽喉疾病的一种方法；具有局部药物浓度高、起效迅速、简便经济的特点。

本疗法起源较早。隋朝巢元方《诸病源候论》已将"食毕当漱口数过"作为口腔保健的常规加以介绍。唐代孙思邈《千金要方》载录有用杏仁、甘草、黄连和蔷薇根煎液含漱治疗口疮；用竹茹加醋煎液，或以细辛、甘草水煎含漱治疗齿龈出血；用松叶、食盐水煎含漱治疗齿根肿痛；用生地、独活水煎，加白酒含漱治疗齿根松动等治疗经验。后世医家在此基础上不断有所发展，将它作为防治口腔、咽喉疾病的一种主要治疗方法而加以推广。如明代《本草纲目》用白芷、吴茱萸等份浸水含漱，治疗风热牙痛；用白芷、川芎等分含漱，治疗口齿气臭。清代吴尚先《理瀹骈文》强调平常坚持漱齿，可以"坚骨以防蠹"。

二、适应证

本疗法适用于急慢性咽炎、扁桃体炎、牙周炎、牙痛及口腔表浅霉症等口腔、咽喉部疾病的治疗。

三、禁忌证

此法只可作为口腔及咽喉部分疾病的辅助治疗，其他疾病则非此法所宜。

四、评估要点

1. 评估患者社会心理状况。

2. 评估口腔及咽喉部的黏膜情况。

3. 评估患者文化及生活方式状况。

五、护理操作规范要点

1. 根据咽喉、口腔疾病的不同，配制成含漱剂，水煎，候凉，含漱口中 1~2 min，吐出。

2. 如是咽喉部病症者，则应仰头含漱在咽喉部 1~2 min 吐出。

3. 一般可每日含漱 3~5 次。

六、注意事项

1. 含漱药物一般不可内服，故含漱后应吐出，不可下咽。

2. 此法作用较慢，可作其他疗法辅助治疗，不单独使用。

3. 对于咽喉部疾患，含漱时应注意仰头使药液直接作用于咽喉部，并使药液与病变部位有一定时间接触，然后吐出。

4. 含漱后不必用清水漱净口腔，亦不要立即进食，以避免残留口腔、咽喉部药汁带入胃中，并使药汁在口腔咽喉部充分接触与吸收，从而加强其治疗作用。

第五节　捻子药疗法护理规范

一、捻子药疗法概念

捻子药疗法是指将腐蚀药加赋形剂制成线香状的药捻，插入细小的疮口中或瘘管、窦道内，以引流祛腐，促其疮口愈合的方法，是外科透脓祛腐法的一种。药捻，又称药线、捻子、拈子、纸捻、药条。我国晋末就已将纸捻用于脓肿引流。隋唐时期，纸捻引流扩大应用于瘘管治疗。至宋代，药线引流已广泛用于外科临床，《太平圣惠方》中就详细记载了纸捻引流祛腐的方药、适应证及用法。如"治诸痈肿，破成疮口，脓带清薄……上件药都细研如粉，贴之。如疮口深，作纸纴子，引散入疮口里面，候肉生，即合疮口。"《卫济宝书》则首先提出了在疮口中"以油捻子塞之"的方法，即在药捻子上润以油类的使用方法。

二、适应证

捻子药疗法在外科临床中多用来引流与祛腐，以治疗病变部位较深、排脓困难的疮疡及瘘管等。其作用机理是，通过纸捻的物理作用，将药末插入溃疡深处，引脓腐外出；利用药线自身之螺旋状拧绞形，能使坏死组织附着于药线，而使之外出。药线还可探查疮孔之深浅长短，以及是否死骨之存在。对于溃疡疮口小、脓水不易排出，或已形成窦道瘘管者，乳房后位脓肿、较大之蜂窝组织炎。骨髓炎、骨结核等病，常用此法。

三、禁忌证

1.疮未熟、脓未成及有出血者不可用药捻。

2.胸背部疾患慎用药捻，特别是胸背瘘管，因其接近内脏，稍有不慎就可能损伤脏器而致危症。

3.对含砷、汞成分较多的药捻,使用过程中应注意其毒副反应,颜面及黏膜等部位一般不用,对砷、汞过敏者禁用。

四、评估要点

1.评估患者病情及紧张焦虑心情。

2.评估患者有无局部感染性病变，并治疗局部存在的疾病。

3.保持清洁、干燥，避免松动、潮湿，防止出血和感染，观察渗血、渗液，做好记录。

4.预防感冒、受凉,注意休息,劳逸结合,加强营养,增强体质。

5.勿使污水污染伤口，以免引起感染。

五、护理操作规范要点

药捻的做法是用消毒纱布1条，蘸预先配制好的药液、药粉或药膏即成。也可将药粉或药膏直接搓成条状。将药捻放在病变部位，1~2 天换 1 次，或 2~4 天换 1 次，根据具体情况而定。

1. 外粘药物法有两种：一种是将搓成的纸线，临用时放在油或水中润湿，蘸药插入疮口；另一种是预先用白芨汁与药和匀，黏附在纸线上，候干贮存，随时取用。目前大多采用前法。

外粘药物，一般多用含有升丹成分的方剂或黑虎丹等，因它有提脓祛腐的作用，故适用于溃疡疮口过深过小、脓水不易排出者。

2. 内裹药物法是将药物预先放在纸内，裹好搓成线状备用。内裹药物，一般多用白降丹、枯痔散等，这些药有腐蚀化管作用，适用于溃疡已成瘘管或窦道者。

3. 具体使用时，应顺着疮口方向插入药线，插到口道底部后再抽出少许，外留 0.5 cm，便于换药时取出。

六、注意事项

1. 作药捻的药物一定要与疾病相适应，否则效果不佳。

2. 置放在病变部位的药捻，深浅度要适中，合理。

3. 施术时要注意严格消毒，药捻要做到无菌，以防继发感染。

4. 药物插入疮口中，应留出一小部分在疮口之外，并应将留出的药线末端，向疮口侧方或下方折放，再以膏药或油膏盖贴固定，以利下次换药时取出。

5. 如脓水已尽，流出淡黄色黏稠液体时，即使脓腔尚深，亦不可再插药线，否则影响收口时间；若窦道清洁，肉芽生长良好，即应停用，以免影响愈合。

第六节　脐疗法护理规范

一、脐疗法概念

脐疗法是指把药物直接敷贴或用艾灸、热敷等方法施治于患者脐部，激发经络之气，疏通气血，调理脏腑，用以预防和治疗疾病的一种外治疗法。

二、适应证

脐疗法对消化、呼吸、泌尿、生殖、神经、心血管系统均有作用。并能增强机体免疫力，可广泛用于内、外、妇、儿、皮肤、五官科疾病，并可养生保健。概括如下。

1. 强壮祛病，养生延年：脐之先天之命蒂，后天之气舍，是强壮保健的要穴。脐疗可增强人体抗病能力，具有补脾肾，益精气之功。用于虚劳诸疾、神经衰弱和不寐少眠、多梦烦躁等症。

2. 通调三焦，利水消肿：脐疗能激发三焦的气化功能，使气机畅通，经络隧道疏通。可治疗小便不利、腹水、水肿、黄疸等病。

3. 调理冲任，温补下元：冲为血海，任主胞胎，冲任督带四脉与生殖及妇人的经带、胎、产息息相关，故药物温脐可调理冲任，固经安胎。临床用于阳痿、遗精、早泄及妇女月经不调、痛经、崩漏、带下、滑胎、不孕等症。

4.通经活络，行气止痛：脐通百脉，温热药贴脐后，能够通经活络，理气活血，达到"通则不痛"。适应于痹症，手足麻木及诸酸痛症。

5.敛汗固表，涩精止带：脐疗能收敛人体的精、气、神、津，调整脏腑阴阳平衡，使气血调畅，营卫通利。临床常用于治疗自汗、盗汗、梦遗、滑精、久泄、带下、惊悸、失眠等。

6.健脾活胃，生清降浊：脐疗可增强脾胃机能，使清阳得升，浊阴下降，以健脾止泻，和胃降逆。用于胃痛、痞满、反胃、呕吐、泄泻、痢疾、呃逆等。

三、禁忌证

敷脐的药物一定要与疾病相符合。有严重心血管疾病、体质特别虚弱者，处在怀孕期、哺乳期的女性，以及过敏性皮肤者，特别是腹部皮肤有炎症、破损、溃烂者均不适合进行脐疗。除此之外，还要注意有无药物过敏史，避免在用药时引起过敏。

四、评估要点

1.评估患者全身情况。

2.评估局部皮肤完整性，有无皮疹、破溃及瘢痕。

3.观察脐疗过程中有无过敏。

五、护理操作规范要点

1. 根据病情选定方药。

2. 将选定的药物研细末，或作散剂用，或用调和剂调匀作膏剂用。如为新鲜湿润药物，可直接捣如泥，作膏剂用。

3. 将患者脐部洗净擦干，然后将配制好的药粉或药膏置入脐中，然后用脐布或纱布垫敷盖固定。

4. 根据病情，或1~2天换药2次，或3~5天换药1次。

5. 脐疗的方法主要有药物敷脐、贴脐、填脐、熨脐、熏脐、灸脐等。

（1）灸脐法 利用某些药物（如艾叶）的燃烧，使其火热熏灼脐部，达到治疗疾病的方法。包括艾条间接灸、艾条或艾炷隔盐灸、隔附子灸、隔姜灸、隔蒜灸、隔肉桂灸、隔麝香灸、隔柏树白皮灸等，有温中回阳镇痛等效能。此外，还有后世运用较为广泛的脐部保健灸法。如《肘后方》记载，救卒死，灸脐中百壮；又治吐且下利者，以盐纳脐中，灸二七壮，此为隔盐灸。《急救广生集》引《日用本草》治二便不通，以葱白杵，填脐中，艾火灸七壮，此为隔葱白灸。《理瀹骈文》治黄疸，用湿面为饼穿孔簇脐上，以黄蜡纸为筒长六寸，插孔内，点烧，至根剪断另换，此为隔面饼灸。《太平圣惠方》治小儿撮口及口噤，取柏树白皮，穿入小孔子，安于脐上，以艾炷入柏树皮孔中，灸之便差，此为隔柏树白皮灸……脐部保健灸：灸脐具有温补元阳、健运脾胃、益气延年之功效。其中隔盐灸、隔姜灸每次3~5壮，隔日1次，每日 10 次，每晚 9 点钟灸之为佳，灸至局部感到温热舒适，灸后稍有红晕为度，古人多累积灸之三五百壮。另有神阙熏脐法，其药物处方为：生五灵脂 24 g，生青盐 15 g，乳香 3 g，夜明砂 6 g（微炒），地鼠粪 9 g（微炒），木通 9 g，干葱头 6 g，麝香（少许）。共研细末备用，取面粉适量，用水调和作圆圈置于脐上，再将药末 6 g 置于脐内，另用槐树皮剪成圆币一枚，盖于脐上，随年壮，每月一次。此法有健脾、防病之效。《针灸资生经》以鼠粪灸脐中作为老年保健手段。《医学入门》说："凡一年四季各熏（指熏灸脐部）一次，元气坚固，百病不生。"

（2）熨脐法 又名温脐法，此法用药炒热直接熨脐上，或用药末做饼，烘热敷脐上；或单用热物置于脐部，借药物作用和热能渗透相结合以治病。如《外台秘要》引《肘后方》疗霍乱苦绞痛不止，方以姜、豉合捣，研如粉，熬令灼灼，更番以熨脐中。《太平圣惠方》治小便难，以葱白、盐烂研，炒令热，以帛子裹，分作二包，更互熨脐下。《圣济总录》治小利不通，取葱津和腻粉调如泥，封脐内，以裹肚系定，热手熨，须臾即通。《理瀹骈文》温脐法，用皂角、半夏、麝香填脐，上盖生姜片，以热物熨之，治小便不通。

（3）敷脐法 用药末或用生药捣研后（或兑入不同性质的液剂，摊成饼状）直接敷于脐上，使药效由局部及于内脏。如《急救广生集》引《海上方》用莴苣菜捣敷脐上以治尿血。《理瀹骈文》治小儿吐蛔，以鸡蛋清调绿豆粉敷脐上；治小儿遗尿，方用龙骨煅末，醋调敷脐；治霍乱转筋，则以葱盐敷脐；治泄泻，以车前子水调敷脐。《外治寿世方》治妇人乳忽缩入，急用两手紧紧抓住，取公鸡一只，连毛破开去肠杂，加真麝香一钱，入鸡肚内，敷肚脐上。

（4）熏脐法　又名蒸脐法或炼脐法，即以药末敷脐后，再以艾（或其他药剂）熏治。如《急救广生集》引《简要济众方》治筋骨疼痛，用猩红（即银朱）、枯矾为末作三纸捻，每以一捻蘸油点火熏脐，被覆卧之取汗。又如《理瀹骈文》治虚劳的太乙真人熏脐法和济众熏脐法；治腹脐冷痛，用枯矾作纸捻蘸油点烧熏脐，或贴暖脐膏后再熏。李芳莉介绍用熏脐法治疗女性更年期综合征，所用药物：麝香、龙骨、虎骨、蛇骨、木香、雄黄、朱砂、乳香、没药、丁香、胡椒、青盐、夜明砂、五灵脂、小茴、两头尖。上药各等分研为细末，次罐贮藏，切勿漏气，其中麝香临用时另研备用。用法：麝香先放脐心，再用面粉做一圆圈套在脐周，然后装满适量药粉，外盖槐树皮或生姜皮熏治，防止烧伤皮肤，间日一次。

（5）贴脐法　将药物贴于脐部（常以膏药或软膏的形式）以治病。如《理瀹骈文》治便秘，用大戟、枣肉捣如膏贴脐取泻。《外治寿世方》治梦遗，用紫花地丁草捣为膏，贴脐。

（6）滴脐法　将药物溶于液剂，滴于脐中。此法有利于药物在脐部迅速吸收，以发挥药效。如《杨氏家藏方》治小便不通，用矾石散（矾石）水滴脐中治疗。《类编朱氏集验方》治老人小便不通，以茴香、白颈地龙杵汁，倾脐中即愈。《外治寿世方》

治伤寒小便不通，用蜗牛、冰片，点入田螺内，即化成水，滴脐中。

（7）涂脐法　用药汁、药膏、食用油和药物调和，涂于脐部。如《千金要方》治妊娠时疾，令子不落，取灶中黄土，水和涂脐；或以酒和涂，或以泔清和涂。《外台秘要》疗卒关格，大小便不通，支满欲死，盐和苦酒和，涂脐中。《理瀹骈文》治遗精，用五倍子末津调涂脐；治盗汗，用黄柏末津调涂脐；治自汗，用首乌末津调涂脐。

（8）呵脐法　以口吸哑脐部，借口中热气以助阳益气，多用于小儿科。如《圣济部录》"小儿统论"谓："小儿初生，气体稚弱……气有所亏，则灸以助之，或呵脐，或卫囟，然后乳用哺"。《世医得效方》治初生儿大小便不通，腹胀欲绝，令妇人以温水漱口，吸哑儿前后心并脐下手足心共七处，每日一次，凡三五次漱口吸哑，取红赤为度，须臾自通。

（9）灯火法　古称"神火"，用灯芯蘸麻油燃火，烧灼神阙穴（其他穴位也可应用），手法必须迅速，一触及皮肤便即离去。古人用治脐风、惊痫、风痰闭证等效。如《幼科铁镜》中取囟门、脐心、脐轮等等，共十三。治疗脐风。但对邪已入里的实热证及久病体弱、久热消渴、虚热、阴血虚亏等症，均禁用此法。

（10）封脐法　以药物（或药末，调入水或其他液剂），封于脐部。如《太平圣惠方》治妊娠伤寒热病，用护胎救生散（浮萍草、川朴硝、蛤粉、川大黄、板蓝根）捣细，水调封脐上；新生儿断脐后，看脐欲落不落，用封脐散（雄鼠粪、干姜、甑带、锦灰、绯帛灰、胡粉、麝香）封脐便瘥。《理瀹骈文》治虚脱证，用吴萸、酒和饼封脐。《仁术便览》治大人小儿久泻不止，及自汗不止，五倍子为末，入麝香少许，封于脐中。

（11）填脐法　将药填于脐内，此法与封脐法类似。如《理瀹骈文》治中寒证，用附子、川椒、姜汁、飞面和盐填脐；用甘遂、巴豆霜、木香填脐；治热痢，大黄末，水丸填脐。

（12）缚脐法　将药物捣烂布裹缚于脐上。如《急救广生集》引《文年山堂方》治腹痛，用红枣两个，巴豆三粒，同捣烂裹缚脐上；治阴证伤寒指甲青者，用老雄鸡一只，当脊开连肠血等趁热急裹于脐上，将布缚定，一周时即醒。

（13）围脐法　用面圈、鸡蛋或药物围脐四周的一种治疗方法。如《理瀹骈文》治伤寒目定口呆，身热无汗，便秘，不省人事，用煮鸡蛋砌脐四旁；或用老油松节、胡椒煮鸡收，趁热切蛋顶壳，覆脐眼，外用面圈护住。

（14）脐部拔罐法　在脐部使用拔罐方法，可达到祛风散寒，扶正固本的作用。现代研究证实，拔罐可使局部血管扩张，血液循环加快，营养状况改善，从而有利于疾病的好转。如《外治寿世方》治黄疸，用天南星叶捣烂，放茶杯内，平口扣在脐上，汗巾缚住，愈一昼夜解下，腹上自起一大泡，用银针从下面刺破，渐渐流出黄水，水尽自愈。《奇效良方》治溺水死，以酒坛一个，纸钱一把，烧放坛中，急以坛口覆溺水人脐上，冷则再烧纸钱，放于坛内，覆脐去水即活。王氏及刘氏均报道用神阙穴拔火罐治疗荨麻疹，获较好疗效。

（15）脐部按摩推拿法　在脐部施以各种手法，使脾胃健运，六腑通畅，周身之气得以畅行，气行则血行，从而达到祛病去邪，养生延年之目。

①按法：用拇指面按压脐部及脐周围，按压的力量以出现酸胀感为度，持续按压 2~5 min，再慢慢放松或减压，也可间断性的一按一放，有节奏地按压。如《太平圣惠方》治妇人小便不通，以盐捣碎，熬令热，布裹熨及下，按，小便渐渐令出，不住手按熨，以通快即止。《仁术便览》治大小便不通，田螺三枚，连壳捣如泥，加麝香少许贴脐中，以手揉按立通。

②摩法：以手指或手掌在脐部摩动的一种手法，操作时用指或掌在皮肤表面回旋摩动，作用力温和而浅，仅达皮肤和皮下。如《外台秘要》治妊娠热病子死腹中，用乌头一枚细捣，水煮后取汁摩脐下至阴下，胎当立出。

（16）脐部刺血法　以三棱针在脐四周针刺出血，或用梅花针刺后，再以火罐拔汲出血。如《中国民间刺血术》治中风不省人事、腹中虚冷、伤败脏腑、泄利不止、水肿膨胀、肠鸣、肠痛、小儿脱肛、风痫、角弓反张等证，用细三棱针在脐四周针刺四点出血。又治泄泻，针点刺脐中四边穴出血，或炎罐拔吸脐中 15 min，然后用针点刺出血。

（17）脐部磁电法　利用电磁疗机产生的低频交变磁场治疗疾病。该机附圆形磁头两个，可同时用于治疗两名患者，或用于同一患者两个部位。如《磁疗手册》治疗胃肠功能紊乱，磁头置于脐部，磁场强度 0.05~0.15 T，每次 15~30 min，治疗 15 次。

（18）激光（或远红外线）脐部照射法　以激光束通过光导纤维作用于脐穴皮肤，或用远红外线照射脐穴皮肤。如有单位用低功率激光照射天枢、神阙治疗婴儿腹泻，每穴照 5 min，一日一次，三次为一疗程，总有效率为 95%。施氏报道以氦－氖激光照射穴位（以神阙、足三里为主）治疗婴幼儿迁延性腹泻，获较好效果。王氏应用远外线照射神阙穴治疗婴幼儿腹泻，也有较好效果。

六、注意事项

1. 明确疾病，辨证施治，正确选用和配制敷脐药物。

2. 敷脐后如局部有皮疹痒痛，应暂停 3~5 天；如出现局部溃疡，应停止敷脐，改用其他疗法。

3. 敷脐疗法主要靠局部吸收产生治疗作用，治疗效果较慢，对于一些全身性疾病如免疫疾病的调节则更慢，需治疗一段方可产生治疗效果，早期更换治疗方案是不科学的。

4. 此法对有些病收效较慢，可配合药物内服、针灸、推拿等疗法同时治疗，以提高疗效。

5. 要特别注意保暖。治疗不要在室外进行，或者让脐部对准风口。保持室内温暖，适当覆盖衣被。尤其是腹泻、感冒、体质虚弱的患者，以及老人和小儿更要注意保暖。

6. 如果在操作中遇到需要局部加热，比如艾灸，此时要特别留意皮肤的颜色改变和表面温度，避免温度过高造成烫伤。给小儿施灸时尤其要当心，小儿皮肤娇嫩，在治疗过程中也很难长时间保持一个姿势，所以更容易烫伤，需加小心。

7. 一旦有过敏现象，立刻停药。轻者可自行消退，如发生皮肤水泡者，用消毒针挑破，外搽紫药水即可。

第七节　发泡疗法护理规范

一、发泡疗法的概念

发泡疗法又称天灸疗法或水灸疗法，是用一些对皮肤有刺激性、使局部皮肤灼热、潮红、充血、起泡，甚至引起发疮的药物敷贴于穴位或患处的一种外治法。因局部发泡如火燎，形成灸疮，又名发泡灸。本法具有祛邪通络、清热解毒、止痛消肿之功效。所用药物大多为药力峻猛，气味俱厚、辛香走窜、温热气锐之品，如白芥子、斑蝥、大蒜、旱莲草、甘遂、威灵仙、蓖麻子、吴茱萸、马钱子、天南星等，可用单味药，也可多味药组方合用。

二、适应证

发泡疗法适应证较广，现多分为三伏灸和三九灸两种。

1. 呼吸系统疾病：支气管哮喘、慢性支气管炎、过敏性鼻炎、慢性咽喉炎、虚人反复感冒等；

2. 消化系统疾病：胃痛、慢性胃炎、慢性肠炎、胃肠功能紊乱、消化不良等；

3.运动系统疾病：颈椎病、肩周炎、腰腿疼痛、关节疼痛、肌肉劳损、肢体疼痛等；

4.免疫系统疾病：风湿性关节炎、类风湿性关节炎、荨麻疹等；

5.儿科疾病：支气管哮喘、反复咳嗽、体虚易感、小儿厌食、腹泻、遗尿、消化不良、多汗症等；

6.妇科疾病：盆腔炎、痛经、月经不调等症属虚寒、实寒、寒湿、瘀血的。

三、禁忌证

1.孕妇，月经期，恶性肿瘤患者，肺结核活动期患者。

2.支气管扩张患者。

3.强过敏体质者。

4.感冒发烧者及患有感染性疾病者不宜进行天灸治疗。

5.六个月以下婴儿肌肤娇嫩，不宜进行天灸治疗，以防灼伤肌肤。

四、评估要点

1.向患者解释发泡疗法的作用及发泡过程，以取得患者配合。

2.发泡前应将局部清洗干净，或嘱患者洗澡。

3.敷药后应密切观察局部反应，如患者感烧灼，疼痛较重，皮肤反应大，可提早将药饼取下。

4. 发泡过程应注意保护水泡，避免碰破，抽吸泡液时应注意无菌操作，防止感染。抽吸后用无菌敷料覆盖固定，隔日更换敷料一次，待局部干燥愈合即可。

5. 局部皮肤病变者，禁在病变部位发泡。

五、护理操作规范要点

1. 临床常用的方法有以下几种。

（1）蒜泥灸　将大蒜（以紫皮蒜为优）捣烂如泥，取 3~5 g 涂敷于穴位上，敷灸时间为 1~3 h，以局部皮肤灼热疼痛为度。如敷灸涌泉穴可治疗咯血、衄血；敷灸合谷穴可治扁桃体炎；敷灸鱼际穴可治喉痹等。

（2）斑蝥灸　取斑蝥适量研为细末。使用时先取胶布一块，中间剪一小孔如黄豆大，贴在施灸穴位上，以暴露穴位并保护周围皮肤，将斑蝥粉少许置于孔中，上面再贴胶布固定，以局部皮肤灼热疼痛为度，然后去除胶布与药粉；也可用适量斑蝥粉，以甘油调和外敷；或将斑蝥浸于醋或 95% 酒精中，10 天后擦涂患处。适用于牛皮癣、神经性皮炎、关节疼痛、黄疸、胃痛等病症。

（3）白芥子灸　将白芥子研末，醋调为糊膏状，取 5~10 g 敷贴穴位上，用油纸覆盖，胶布固定；或将白芥子末 1 g，放置于 5 cm 直径的圆形胶布中央，直接敷贴在穴位上，敷灸时间为 1~3 h，以局部皮肤灼热疼痛为度。适用于风寒湿痹、肺结核、哮喘、口眼歪斜等病症。

（4）天南星灸　将天南星适量研末，用生姜汁调成糊状贴敷于穴位上。敷灸时间为 1~3 h，以局部皮肤灼热疼痛为度。适用于口眼歪斜等病症。

2. 护理操作要点

治疗盘、药物（根据需要事先将新鲜的毛茛或威灵仙等中草药切碎、捣拦，捏成直径约 1 cm 的药饼）、塑料纸、纱布、胶布、绷带、75% 酒精棉球、5 ml 注射器一副、消毒瓶盖一个（直径约 3 cm，高 2 cm）。

（1）摆好体位，暴露发泡部位。

（2）将制好的药饼敷于需要的部位，如痹证敷于关节肿胀处；哮喘敷于天突或膻中穴；急性黄疸敷于内关穴等。

（3）盖上塑料纸、纱布，以胶布固定。

（4）敷 4 h 左右，患者感局部灼痛、蚁走感，皮肤潮红，即可将药饼取下，上扣一直径约 3 cm 的瓶盖，以绷带固定。

（5）8~12 h，皮肤逐渐起泡，待水泡内液体充盈、胀满时，经常规消毒，用针头刺破水泡底部，抽出液体。

（6）再以酒精棉球消毒针眼，盖上消毒纱布，用胶布或绷带固定。若有液体渗出，可继续抽吸。

六、注意事项

1. 应用时要按照操作规程进行，发泡药物及穴位的选择都要符合需要。

2. 发泡药物有腐蚀性和刺激性，不要乱敷，并妥善包扎。

3. 水泡可以挑破，也可以不挑破，但要注意清洁，要用消毒纱布包扎，预防感染。如果一旦感染，可外涂或外敷消炎药物。

4. 一次发泡后，如仍需在原处进行第二次，第三次发泡，须待皮肤愈合恢复后才能进行。

5. 在使用发泡疗法的同时，可同时内服药物或采用其他疗法。

6. 贴药处避免挤压，贴药后局部皮肤有轻度灼热感，这是正常现象，一般3~4 h可将药物自行除去，切忌贴药时间过长。如贴药后，局部灼热难受，可提前除去。贴药后局部起水泡可涂万花油。贴药当日禁食生冷寒凉辛辣之物，并用温水洗澡，忌入冰室。

7. 施术前要向患者说明该疗法的作用、操作过程及可能发生的反应及变化情况。

8. 药饼不宜过湿，敷的范围不宜过大。敷药后要密切观察局部皮肤反应。

9. 发泡后嘱患者注意休息，切勿碰破水泡，抽液时要做到无菌操作，防止感染。若已感染、按感染伤口处理。

10. 体弱者慎用本法，皮肤有病变的部位禁止发泡。

第八节 油治疗法护理规范

一、油治疗法的概念

油治疗法是食用动、植物油脂或外用涂擦、点滴身体的特定部位，达到治疗疾病、营养滋补，增强体质的目的一种治疗方法。

二、适应证

凡年老体弱，消瘦无力，劳神过度，营养不良，流血过多，水中作业过久，尿混浊黏腻，精液和体质耗损等均可使用。

三、禁忌证

凡脾胃虚寒，消化不良，腹泻，痛风，风湿、类风湿关节炎，珍宝药物及水银中毒，食欲不振，各种胃病、胃肠溃疡等，消渴，吐血等病症，不宜施行油脂法。

四、评估要点

1.评估患者此次患病的情况，当前的饮食、营养、排泄、睡眠、自理和活动等情况。

2.既往健康状况：包括既往患病史、创伤史、手术史、过敏史、烟酒嗜好，女性的婚育史和月经史等。

3. 根据患者具体情况，有侧重地检查其身体状况，了解护理对象的病情变化。

4. 评估患者对疾病的认识和态度，康复的信心，患病后情绪及行为的改变。

五、操作操作规范要点

1.融酥油性热，宜在冬季或中午服用；植物油易消化，宜于夏、季服用；骨髓和脂肪油宜于春季阳气旺盛时，特别在春夏交按时期服用。用油疗法泻下时，应于清晨空腹令服融酥油，中午则效果不佳。

2.油疗后，儿童、老人、营养好的人，不能食用富有脂肪的食物，应配以肉汤、炒青稞粥、稀饭、蜂蜜等易吸收消化的饮食。

3.油疗法之前后须多喝热开水帮助消化。

4.行术后，禁忌进食酸腐生冷饮食，宜进食炒青稞粥、稀饭、无油脂干羊肉、新鲜酪汁等。

5.禁止房事、强烈劳作、忧思悲伤、骑马、白天睡眠、水浸、湿地停坐、风吹烟熏等。

六、注意事项

1.油疗用量过度出现饥渴时，将盐和牛粪烧热敷于胃部，多饮放有盐的开水引吐。

2.食用豆面、豌豆叶、大麦面粥和陈旧酪汁、新鲜薄酒，或饮用放有少许含水石粉的开水，可以消除副作用。

第九节 熨敷疗法护理规范

一、熨敷疗法概念

熨敷疗法是指将药物或其他物体冷敷或炒热热熨患处，借助药性及温度等物理作用，使气血流通，达到治疗目的的一种方法，本法通过药性和温度作用，使腠理开阖、气血通调，散热（或散寒）止痛，祛风除湿，达到治疗效果。

二、适应证

熨敷疗法适应证十分广泛，如风湿性关节炎、跌打损伤；消化系统疾病，如胃痛、胃胀、粘连性肠梗阻、肠胀气等以及妇女痛经、乳腺炎等病症，均可用本法治疗。

三、禁忌证

患有急性炎症、皮肤炎、血栓性静脉炎、外周血管疾病；有出血性疾病，如血小板减少性紫癜、过敏性血小板减少性紫癜、月经过多、崩漏等；失去分辨冷热能力的患者，不能明白指示者，都不宜使用。

四、评估要点

1. 患病具体情况是否适合熨敷疗法。

2. 评估患者感觉情况。

3. 评估患者精神意识情况，了解护理对象的病情变化。

五、护理操作规范要点

1. 铁屑加醋热熨法

取工厂机床刨下的纯生铁屑，用醋或 5% 稀盐酸，按 10 ∶ 1 的比例渗入，即 5 kg 的铁屑加入 250 ml 的食醋或 5% 的稀盐酸溶液，充分搅拌均匀。配好后，放置 15 min，便可装入布袋内。每袋装 750 g。布袋大小约 25 cm×20 cm，最好用粗布或帆布制成，以防磨破。然后将装好的药袋重叠地放在一起，用棉垫保温，待发热至 50℃ 时即可用于治疗。

铁屑加醋热熨疗法，对肚腹冷痛、关节酸痛、妇女痛经、夜间小腿抽筋、坐骨神经痛等症，有缓解的作用。

使用铁屑加醋热熨疗法时，需注意以下几点。

（1）醋的浓度必须适宜，过浓或过稀都会影响铁屑发热。在使用自醋时，最好先做试验，以确定哪一种浓度合适。一般陈醋含醋酸浓度高，因此加入醋量应该少些；反之，如果醋的质量差、醋酸浓度较低，则加入的醋量应该多些。

（2）应用铁屑加醋熟熨法的铁屑，可以重复应用。但使用 3~4 次后，需用铁筛除去已氧化的铁粉。一般情况下，铁屑可重复使用 10 次左右，但每次都应加进适量的新铁屑，以确保治疗效果。

（3）每次治疗结束后，都需及时清洗布袋，防止布袋被醋酸侵蚀腐坏。

2. 坎离砂热熨法

用净铁末 50 kg、米醋 3 kg、防风 400 g、当归 300 g、川芎 400 g、透骨草 400 g，加清水 3 kg 配制而成。本法与铁屑加醋热熨法相比，又进了一步，坎离砂热熨法里面加有中草药，通过发热，可充分发挥其药物效能，具有良好的镇痛解痉作用和活血化瘀、祛风散寒、止痛消肿等功效。用治慢性风湿性关节炎、慢性肺炎、肥大性脊椎炎、肌肉纤维组织炎、腰肌劳损、关节扭挫伤、关节手术后功能障碍、神经痛、慢性腰痛等。

3. 葱熨法

根据受伤部位的大小，取葱白 150~250 g，切碎，然后杵烂，并立即放火锅中炒热。热度应以皮肤能够耐受为准，然后取出敷于施治部位上。冷却后，可再炒热继续熨烙，如此反复 2~3 次。葱熨疗法适用于跌打损伤后的陈旧性外伤疼痛、气滞血瘀，以及因受寒而引起的小便不畅、慢性膀胱炎、产后腰腿痛等疾病。

跌打损伤致肿胀疼痛等应用本法时，需在受伤 24 h 以后再行葱熨。刚刚发生损伤时，不宜应用此法。对于跌打损伤后瘀积不散，甚至血瘀化热，出现脓肿、全身发热比较明显的患者，也不适用葱熨。

4. 麸熨法

用麦麸或棉籽壳 500 g 炒热，也可加入苍术 50 g、木香 50 g、乳香 25 g、没药 25 g，再炒 1~2 min。炒时可加入一些水，使锅内产生热气，以充分发挥药力。炒好后装入布袋，熨烙患处。此法常用于治疗消化不良、急慢性腹痛、腹泻和单纯性因寒而引起的腹痛。

5. 蚕砂熨法

取蚕砂 500 g、黄酒 200 ml 搅拌均匀，分装在 2 个布袋内，放入开水锅内的竹笼上蒸 10 min，然后取出，趁热熨烙患处或四肢关节；也可应用炒法，将蚕砂炒热后，再加黄酒拌炒，装袋熨烙。本法活血止痛，对风湿性关节酸痛有显著疗效。

6. 砖熨法

取青砖 2 块，放于炉口烧红，待砖不烫手时，即用布包好。先在患处垫上 4~5 层旧布，然后把垫砖放上，随着砖热减弱，逐渐抽掉垫布。也可在热砖下放葱白、姜片，或扎上一条浸透陈醋的毛巾，醋浸毛巾上放热砖熨烙，可以充分发挥陈醋的作用。砖熨常用于手足疾患的治疗；放置葱姜熨烙，多用于手足部跌打损伤后的陈旧性外伤疼痛；用醋浸毛巾砖熨，常用于手部或足部的关节酸痛。

7. 瓶熨法

用 500 ml 的医用盐水空瓶装满热开水，先在患处放上一个装满葱白切成丝的布袋，布袋上再放一块厚布，然后放上热水瓶做局部熨烙。开始时瓶的热度较高，可用手垫上干布或戴上绒手套拿热水瓶做一起一落的反复熨烙，瓶内热度降低后，可将瓶放于患处不动，进行固定熨烙。瓶熨常用于治疗跟骨刺引起的疼痛，或适用于一般性腹痛。

8. 盐熨法

用食盐 250 g，爆炒加热后，加入陈醋 200 ml，随洒随炒，经均匀地加入锅内后，再炒半分钟。然后马上装入布袋，将袋口扎紧，放于患处熨烙。此法缓解筋挛，用治妇女痛经、夜间小腿抽筋和坐骨神经痛等症。单纯盐熨治疗胃痛、腹痛、吐泻。

9. 电熨法

电熨疗法，常用于过敏性耳炎。采用局部电熨，操作简便，每次只需 2~3 min，患者无痛苦，施治后不影响鼻腔的正常功能。一般经过 2~3 次电熨，鼻炎即可痊愈或明显减轻。

六、注意事项

1. 在熨敷时若局部出现红、痒、皮疹等现象应立即停用。

2. 热熨时，尤其要防止局部烫伤，尤其是小孩、昏迷患者、老年人，及有瘫痪、糖尿病、肾炎等血液循环不好或感觉不灵敏的患者，使用热敷时，应随时检查局部皮肤的变化，如发红起泡时，应立即停止。

3. 开始时熨器热度过高，应采用起伏放置式熨烙，或者加厚垫布。

4. 当急腹症未确诊时，如急性阑尾炎，面部、口腔的感染化脓，各种内脏出血，关节扭伤初期的有水肿时，都禁用热敷。

5. 热敷所用中药，一般用量大，药物毒性大，千万叮嘱患者不得误服，以免药物中毒。

6. 热熨后，患者可在室内散步，但暂时不得外出，要注意避风，防止着凉。

第十节　熏法护理规范

一、熏法概念

熏法是指借助于药力和热力的作用，以促进腠理疏通，气血流畅，达到消肿，止痒，止痛，祛风目的之一种外治方法。

二、适应证

熏法多用于肿疡初起、痔疾或皮肤病、血栓闭塞性脉管炎、闭塞性动脉硬化症、糖尿病肢体血管病变、雷诺综合征、血栓性浅静脉炎、下肢深静脉血栓形成稳定期及后遗症、静脉性溃疡、各种血管炎、淋巴水肿等多种疾病。

三、禁忌证

围感染性病灶并已化脓破溃时禁止使用局部熏疗；有过敏性哮喘病的患者禁用香包熏法。

四、评估要点

1. 评估患者具体情况是否适合应用熏法，熏蒸部位皮肤是否完整。

2. 评估患者精神意识情况，了解护理对象的病情变化。

3. 熏蒸过程中随时观察温度，防治烫伤。

4. 观察疗效，以皮肤黏膜潮红为度。若灼伤有水泡及时处理。

五、操作要点

熏法可分热气熏和烟熏两种。热气熏法即以药水煎沸于小口锅中，使患处直接对准锅口熏之；烟熏法亦名药捻子熏、神灯照法，即按证用药，将药研为细末，以棉纸裹药搓捻，或以油浸之，用时燃点烟熏患处。使用该法时要避免造成皮肤灼伤。一般每天熏洗 1~3 次，每次 20~30 min。其疗程视疾病而定，以病愈为准。熏洗疗法可分为全身熏洗法、局部熏洗法两种。以下主要介绍局部熏洗法。

1. 手熏洗法

（1）根据病症先选定用药处方，准备好脸盆、毛巾、布单。

（2）将煎好的药物趁热倒入脸盆，患者先把手臂搁于盆口上，上覆布单不使热气外泄。待药液不烫手时，把患手浸于药液中洗浴。

（3）熏洗完毕后用干毛巾轻轻擦干，避风。

2. 足熏洗法

（1）按照病症先定用药处方。

（2）准备好水桶或铁桶、小木凳、布单、毛巾。

（3）将煎好的药汤趁热倒入木桶或铁桶中，桶内置1只小木凳，略高出药汤面。患者坐在椅子上，将患足搁在桶内小木凳上，用布单将桶口及腿盖严，进行熏疗。待药汤不烫足时，取出小木凳，把患足没于药汤中泡洗。根据病情需要，药汤可浸至踝关节或膝关节部位。

（4）熏洗完毕后，用干毛巾擦干患处皮肤，注意避风。

3. 眼熏洗法

（1）按照病症先定好用药处方，准备好脸盆或热水瓶，消毒药棉或消毒纱布、布单、毛巾。

（2）将煎好的药汤趁热倒入脸盆，患者取端坐姿势，向前微微弯腰，面向药汤，两眼紧闭，然后用布单将脸盆口盖严，勿使热气外泄。或将煎好的药汤趁热倒入保温瓶内，患者将患眼时准瓶口先熏，待药液降温至不烫手时，用消毒棉花或消毒纱布蘸药液频频热洗患眼；也可用洗眼杯盛温热药汤（约为全杯容积的2/3），患者先低头，使洗眼杯口紧握在患眼上，接着紧握洗眼杯随同抬头，不断开合眼睑，转动眼球，使眼部与药汤接触。如患眼分泌物过多，应用新鲜药液多洗几次。

（3）熏洗完毕后，用于毛巾轻轻擦干眼部，然后闭目休息5~10 min。

4. 坐浴熏洗法

（1）按照病症先定好用药处方，准备好脸盆、横木架或坐浴椅、毛巾。

（2）将煎好的药汤趁热倒入盆内，在盆上放置横木架，患者暴露臀部坐在横木架上进行熏疗；或用坐浴椅，把盆放在椅子下熏疗。待药汤不烫手时，把臀部浸入盆中泡洗。

（3）熏洗完毕后，用干毛巾擦干，更换干净的内裤。

六、注意事项

1. 随时听取患者对治疗部位热感程度的反映，不得引起皮肤灼伤。

2. 室内烟雾弥漫时，要适当流通空气。

3. 使用局部熏法时，药物置于熏管内时务必压紧压牢，防止点燃的药物炭火脱药灼伤皮肤，烧坏衣物。

4. 居室熏烟时，点燃的药物要远离易燃物，防止失火。

第十一节　贴敷疗法护理规范

一、贴敷疗法概念

贴敷疗法是应用中草药制剂，施于皮肤、孔窍、腧穴及病变局部等部位的一种方法，属于中药外治法。

二、适应证

1. 呼吸道疾病：支气管哮喘、过敏性鼻炎、慢性支气管炎、老年性肺气肿、慢性阻塞性肺病、虚人感冒等。

2.胃肠道疾病：慢性胃炎、胃溃疡、胃下垂、胃肠功能紊乱、慢性胃肠炎、溃疡性结肠炎等。

3.妇科疾病：月经不调、痛经等。

4.成人亚健康状态调理：如失眠、慢性疲劳综合征等。

三、禁忌证

经常反复咳黄浓痰和出血的患者、有皮肤过敏体质的人、孕妇、年老体弱者不适宜用本法治疗。

四、评估要点

1.根据疾病种类、药物特性以及身体状况而确定贴敷时间。一般情况下老年、儿童、病轻、体质偏虚者贴敷时间宜短，出现皮肤过敏如瘙痒、疼痛者应即刻取下。

2.刺激小的药物每次贴敷 4~8 h，可每隔 1~3 天贴治一次。

3.刺激性大的药物，如蒜泥、白芥子等，应视患者的反应和发泡程度确定贴敷时间，数分钟至数小时不等（多在 1~3 h）；如需再贴敷，应待局部皮肤基本恢复正常后再敷药，或改用其他有效腧穴交替贴敷。

4.每次贴敷的时间可以在 3~24 h，隔日 1 次，所选药物不应为刺激性大及发泡之品。

5.贴敷从每年夏日的初伏到末伏，一般每 7~10 天贴 1 次，每次贴 3~6 h，连续三年为一疗程。

五、护理操作规范要点

1. 中药穴位敷贴之后，一般人的局部皮肤都会有灼热痒感和红润，若出现刺痒、肿、痛较甚或者起泡，可以及时将药贴揭下。

2. 对于起泡者，可以用消毒的针或者注射器抽干涂上紫药水即可。根据文献报导，这种情况的发生率 1%~5%。实践证明，反应强烈的患者疗效往往更好。

3. 敷完药后最好等 6~10 h 再洗澡。

4. 贴药后如皮肤出现水疱，应注意保护好创面，避免抓破引起感染。

5. 每次贴敷 3~10 h，每次间隔 10 天左右。

6. 敷药期间禁食一些海味、冷饮、辛辣食物、肥肉等。

7. 贴敷的种类

（1）寒贴

【制作方法】白芥子 6 g、延胡 6 g、细辛 6 g、制甘遂 3 g、

【用法】共研细末，用生姜调和，制成药饼。贴于百劳、肺俞、膏肓。大伏天开始贴治，隔 7~10 天贴一次，直至末伏结束，共贴 3 年。

【主治】止咳，用于寒性哮喘

（2）热贴

【组成】麻黄 6 g、生石膏 20 g、法石膏 10 g、葶苈子 10 g、

桑白皮 10 g、白果 10 g、甘草 5 g、苏子 10 g。研末，醋调备用。

【用法】三伏天敷贴。用时每次用醋将上药末调成糊状，用胶布固定穴位，可选用肺腧肾腧定喘大椎等，每穴用药末 3 克，每周贴一次，连贴 7~8 次。

【主治】清肺化痰平喘。用于热哮反复发作者。

（3）虚贴

【组成】制附片 10 g、川乌 10 g、肉桂 5 g、桂枝 10 g、细辛 5 g、千姜 6 g、蜀椒 6 g、天南星 10 g、吴茱萸 5 g、补骨脂 10 g，上药洗净，麻油 1000 ml 浸一夜，煎熬去渣，入乳香、没药各 10 g，受膏成膏药。

【用法】伏天外贴，穴位取肺俞，每次 2~3 次。

【主治】温阳散寒，温肺化饮。用于阳虚寒饮之寒哮。

六、注意事项

1. 贴敷疗法在应用过程中要注意一定要辨证或辨病治疗。

2. 在贴敷疗法应用的药物中，有些药物有一定的刺激性（例如紫皮蒜、白芥子、鲜毛茛等），容易出现发泡等现象，多属正常反应（但要区别于过敏反应），此为发泡疗法里的一种现象，疗效常常较好，但要注意局部应避免感染。

3. 注意过敏反应，由于有些患者属过敏体质，而某些药物又具有一定的刺激性，所以容易出现过敏反应，如红肿、皮疹、局部溃烂，甚至出现严重的过敏性休克等，如仅局部出现轻度的过敏反应，可及时将药物取下，间隔数日后即可重复应用。如过敏反应较严重者，可以停药，也可适当应用一些抗过敏药物，特别是出现全身性反应时，一定要及时采取综合治疗措施，以免意外情况发生。

4. 对于鲜品，在应用前最好要先去除杂质，清洗 干净，以免有些药物上带有农药、化肥等其他物质，而带来不良反应。

5. 对于需要加工的药物，多数需要加工成细面，一般来讲越细越好（但有时也以较粗为好），目数最好在80目以上。这样可使药物中的有效成分尽可能的析出，以加强疗效。

6. 穴位敷贴疗法应根据病症和寒热虚实等性质，结合患者个体的体质状态综合分析施行。一般而言，"穴位敷贴"疗法适应于大多数的慢性呼吸道疾患，如支气管哮喘、老慢支、肺气肿、慢性咳嗽、慢性咽炎等。如果出现阴虚火旺、痰热、咯血以及皮肤过敏等情况，则不宜使用。

7. 治疗期间，更应注意夏季特点，从饮食、药物及起居方面综合调养。

（1）慎用辛燥之品，以防伤阴，夏季气候炎热，易伤阴液，而辛温香燥之品容易导致燥热内盛，暗耗津精，所以应慎食肉桂、花椒、大茴香、小茴香、狗肉、羊肉和新鲜桂圆和荔枝等等。

（2）忌大量服用寒性之品，夏季炎热，往往易贪凉冷饮，若大量进食寒凉之品，则易致中阳受损，脾胃虚弱，甚至损及一身之阳气，轻则泄泻腹痛、恶心呕吐，重则造成阳虚宿疾。

（3）慎食大量肥甘滋腻之品，夏季易生暑湿，湿热之邪侵袭人体；若服用大量肥甘之品，则易导致内外湿热之邪合击人体。

（4）忌过量运动，以免汗出过多，导致气阴两虚。

第十二节　药枕疗法护理规范

一、药枕疗法概念

药枕疗法是指将具有芳香开窍、活血通脉、镇静安神、益智醒脑、调养脏腑、和调阴阳等作用的药物经过炮制之后，置于枕芯之内，或浸在枕套之中，或直接做成睡枕，令人在睡卧之时枕之，用以防治疾病和延寿抗衰的一种疗法。

二、适应证

药枕中许多药物含大量挥发性物质，可直接作用于局部皮肤黏膜，起到消炎杀菌、镇静止痛、扩张血管、健脑增智的功效。可调整人的身心状态，提高机体免疫力，调节内分泌，达到保健养生之目的。

本疗法的临床应用范围较广，可适用于头痛头昏、头晕目眩。失眠健忘、耳鸣目花、神经衰弱、中风口歪、肩周炎、下颌关节痛、脑动脉硬化，鼻渊等。其中治疗头痛．失眠、高血压、颈椎病等，疗效较为明显。

三、禁忌证

1. 药枕要根据辨证施治的原则选择制作。对虚寒症候，或素体虚寒者，不宜长时间使用气味寒凉药物做枕。

2. 枕内物宜选用辛香平和、微凉、清轻之品，以植物花、叶、茎为好，不宜使用大辛大热、大寒及浓烈毒之物。

3. 选药时慎用动血、破血之品。需特别提醒的是，阳亢阴虚患者、孕妇及小儿禁用。

4. 对于药效强，药力猛的治疗性药枕，如疗风湿、类风湿之药枕，不可滥用于常人保健。

四、评估要点

1. 评估患者病情。

2. 评估患者心理状况和体质。

五、护理操作规范要点

1. 药枕的制作方法因其种类不同而稍有差异：根茎、木本、藤类药物多需晾晒或烘干，再粉碎成粗末即可；花、叶类药物多于晾晒后搓碎即可；矿石类，角质类药物多需打碎成小块如米粒大小，或磨成粉类，再装入枕芯；冰麝等贵重药物，易挥发类药物多混入药末之中，不需另加炮炙。

2. 诸药混匀后，装入由纱布或棉皮缝制的枕芯中，底层枕芯加塑料布一块，防止药物渗漏而遗失。

3. 药枕制作除特殊要求外，一般需选用透气性能良好的棉布或纱布做成枕芯，不用尼龙、化纤类布匹。一般枕长以 60~90 cm，枕宽 20~35 cm 为宜。

4. 根据不同的病情和体质，根据辨证施治的原则选择药物，药物经过防霉、防蛀处理后，装入枕中。

5. 药物经过处理后，一般可以保持半年以上。如病情需要可随时更换药物。

6. 药枕不使用时最好用塑料包封，防止有效成分散发，并置于阴凉干燥处，防止霉变。一般使用 2~3 周后，当置于阳光下晾晒 1 h，以保持药枕枕形及药物的干燥度。

7. 药枕在枕前一般多要求患者松衣，饮一两口温开水，防止芳香类药物耗伤阴津。并要求患者全身放松，息心宁神，若能配合内养功、六字诀等气功疗法，效果更好。

8. 药枕疗法起效缓慢而且持久，必须告诫患者要耐心坚持，决不可 3 天一枕，5 天不用。一般每天至少要枕 6 h 以上，连续枕之 2~3 周即见疗效。

9. 对枕后有不良反应者，应当及时予以必要的处理。

10. 对在使用药枕过程中，原发病加重或不改善者，应及时到医院诊治，严格防止单用药枕而延误病情，必须及时采取其他行之有效的中、西医疗法。

11. 急危重患使用药枕，只能作为辅助治疗手段，主要依靠内服、静脉给药、针刺等其他疗法。

六、注意事项

1. 定期翻晒枕芯，定期更换药物。由于中药易吸附人体的汗气，容易发霉，特别在夏季，应经常放在通风处翻晒。但要注意切忌将药枕放在太阳光下曝晒，以免药物气味挥发过快。一般药枕枕芯，有条件者，以一个月更换一次为宜。

2. 使用药枕时间不宜太短。药枕保健不同于内服药物，作用缓慢，一般要连续使用 3~6 个月，效果才会明显，疗效才能巩固稳定。每晚用枕时间不应少于 6 h，时间太短也可影响疗效。

3. 药枕与头颈接触的隔层不宜过厚。药枕的枕芯上面不宜垫放更多的东西，以免影响药物作用的发挥。应把药枕直接放在枕巾下面，或垫放较薄的东西。

4. 因人施枕。药枕要根据辨证施治的原则选择制作。例如，对虚寒症候，或素体虚寒者，不宜长时间使用气味寒凉药物做枕。枕内物宜选用辛香平和、微凉、清轻之品，以植物花、叶、茎为好，不宜使用大辛大热、大寒及浓烈毒之物。选药时慎用动血、破血之品。需特别提醒的是，阳亢阴虚患者、孕妇及小儿禁用。对于药效强，药力猛的治疗性药枕，如疗风湿、类风湿之药枕，不可滥用于常人保健。有条件者，最好在中医养生康复医师的指导下选用。

第十三节　取嚏疗法护理规范

一、取嚏疗法概念

取嚏疗法是指通过给患者鼻腔以刺激，使之连续不断地打喷嚏，以祛除病邪、治疗疾病的一种方法。临床上有抹入取嚏法、吹鼻取嚏法、滴鼻取喷法、塞鼻取嚏法和探鼻取嚏法 5 种。

二、适应证

取嚏疗法临床适应范围较广，一般多用于昏迷厥脱、中风、中暑、小儿急慢惊风、头痛、牙痛、喉闭、痉证、癃闭、感冒、晕厥、黄疸、麻疹等。还可用于预防传染病。

三、禁忌证

卒中、痰厥等急证属脱证者禁用，鼻衄史、高血压、脑出血、脑外伤等所致昏厥者禁用，体虚及孕妇者慎用。

四、评估要点

1. 评估患者心理状况和体质。

2. 评估患者病情。

3. 评估患者文化程度。

五、护理操作规范要点

1.取嚏用品

（1）工具类：草、纸捻、羽毛、棉花等。

（2）药物类

①通关开窍类：南星、皂角、细辛、生半夏、雄黄、白芷、猪牙皂、辛夷、蟾酥、冰片。

②升降气机类：辛夷花、郁金、川芎、青黛、白芷、细辛、雄黄、硼砂、皂角。

③行气活血类：郁金、川芎、青黛、木香、赤芍、当归、全蝎、乳香、川椒、桂心、瓜蒂、藜芦、雄黄。

④常用成药有：通关散、飞龙夺命丹、风油精、薄荷酊等。

2.取嚏药物配制

依据病情选择药物组方，将其研成极细末，放入洁净瓶内备用；或将药物煎制成药液、过滤，或将丸药或散剂液化、过滤，将过滤药液放入洁净瓶内备用。

取嚏次数及刺激鼻孔，根据具体病情而定。若用于急救者，以得嚏气通苏醒为度；用于症候较缓者，根据病情轻重、体质强弱及所用药物等而定，一般每天1~3次或2天1次不等。取嚏的部位，如头痛、咽喉疾患、眼病、牙痛等疾病，一般是左侧病取右鼻，右侧病取左鼻，双侧同病则二鼻交替或者同取。

（1）抹入取嚏法　将所用药物研细末，以手指蘸取适量抹鼻取嚏。此类所用药刺激性较强。

（2）吹鼻取嚏法　将所用药物研细末，用药前令患者含1口清水（令患者屏气也可），取0.3 g左右药末置于细管一端（细竹管、细纸管均可），吹入鼻腔取嚏。若用吹药器将药末吹入鼻腔取嚏更佳。

（3）探鼻取嚏法　以纸捻、灯芯、鸡或鸭之羽毛等物（亦可蘸药末少许）刺入鼻内取嚏。

（4）滴鼻取嚏法　取药液适量（包括将丸药化为液体），滴入鼻内，予以刺激取嚏。

（5）塞鼻取嚏法　取所用的药物研细末，以布包适量塞入鼻内；或将药末用酒等调成糊状，布包适量塞入鼻内取嚏。

六、注意事项

1. 取嚏疗法为祛邪之法，中病即止，不可久用，以免耗伤正气。

2. 用此法后如有不良反应，要改用其他疗法。

3. 运用本法，要根据病情，及时配合其他疗法，特别是急性疾患尤应注意。

（1）患有下列疾患者慎用取嚏法，如凝脂翳、黑翳如珠、蟹睛以及睛内血性疾患等。

（2）应用本法中病即止，不可久用。若喷嚏不止者，用清水清洗鼻中药物，并饮冷水。

（3）应用本法后，如涕泪痰涎较多者，应予拭干。如鼻腔发干者，可涂以麻油润之。如有药物过敏者，应当停用本法。

第十四节　握药疗法护理规范

一、握药疗法概念

握药疗法是指采用芳香、辛辣、具有刺激性的药物做成药丸，握于掌中，通过刺激劳宫穴而作用于病患部位，或者促使患者发汗以治疗某些疾病的一种方法。本疗法通过药物直接作用于手中的经络、穴位，取其发汗、消导而收效，加之手掌的温度和湿度，更促进药物的吸收。

二、适应证

本疗法主要适用于感冒、小儿消化不良、面神经麻痹、血管神经性头痛、小儿疳积、恶心呕吐、阳虚便秘、遗精，预防流感、肝炎或腮腺炎、炎症等。

三、禁忌证

1. 上肢瘫痪或麻木、无力手握的患者，不宜应用本疗法。
2. 手掌心有溃疡或破损处者禁用。

四、评估要点

1. 评估患者心理状况和体质。
2. 评估患者病情和肢体活动情况。

3.评估患者文化程度和疾病的认知度。

五、护理操作规范要点

1.根据临床病情的不同选择药物，一般多采取辨病辨证相结合的方法。

2.药物加工：可将药物加工成适用于手握的形状，如丸药、散剂。也可以取新鲜药物稍加加工，直接握在手内。

3.取药丸分握于二手掌心中，为时 20~30 min。也可以取新鲜药物稍微加工，直接握在手中使用。直接将药物握在手中时，根据病情需要掌握用药时间，一般多以手汗微出为度。

4.用于婴幼儿，可以将药物用纱布或绷带固定在手心。

六、注意事项

1.凡有腐蚀性或对皮肤有过敏的药物，应及时停用，改用其他药物。

2.用热水浸泡双手后，再行治疗，可提高疗效。

第三章　手法器械类疗法护理规范

第一节　针刺疗法护理规范

一、针刺疗法概念

针刺疗法是指以中医理论为指导，运用不同的针刺手法在人体上刺激一定的穴位，通过经络腧穴，调整人体脏腑气血，达到治疗疾病的目的。在护理上常的有毫针刺法、梅花针刺法、耳针刺法等。

二、适应证

针刺的适应证非常广泛，内、外、妇、儿等各科都可应用，根据不同的病证选用相应的穴位进行针刺，对于疼痛性病证、功能失调性病证及某些急性病证，可视为首选疗法。

为适应针灸临床治疗和研究发展需要，世界卫生组织于1996年召开了意大利米兰会议，提出64种针灸适应证，并作如下论述：

1.采用类似针灸法或传统疗法随机对照试验过的针灸适应证有：戒酒、变应性鼻炎（花粉症）、竞技综合征、面瘫、胆纹痛、支气管哮喘、心神经官能症、颈椎病、运动系统慢性疼痛（颈、肩、脊柱、膝等）、抑郁、戒毒、痛经、头痛、偏瘫或其他脑病后遗症、带状疱疹、高血压、原发性低血压、阳痿、引产、失眠、白细胞减少、腰痛、偏头痛、妊娠反应、恶心呕吐、肩周炎（冻结肩）、手术后疼痛、经前期紧张症、神经根疼痛综合征、肾纹痛、类风湿性关节炎、扭伤和劳损、下颌关节功能紊乱、紧张性头痛、戒烟、三叉神经痛、泌尿道结石。

2. 有足够数量的患者为样本但无随机性对照试验的针灸适应证有：急性扁桃体炎和急性咽喉炎、背痛、胆道蛔虫症、慢性咽炎、胎位不正、小儿遗尿、网球肘、胆结石、肠道激惹综合征、梅尼埃病、肌筋膜炎、儿童近视、单纯性肥胖、扁桃体切除术后疼痛、精神分裂症、坐骨神经痛。

3. 有反复的临床报道，效果较快或有一些试验依据的针灸适应证有：便秘、缺乳、泄泻、女性不孕、胃下垂、呃逆、尿失禁、男性不育（精子缺乏）。

三、禁忌证

1. 患者在过度饥饿、暴饮暴食、醉酒后及精神过度紧张时，禁止针刺。

2. 孕妇的少腹部、腰骶部、会阴部及身体其他部位具有通气行血功效，针刺后会产生较强针感的穴位（如合谷、足三里、风池、环跳、三阴交、血海等），禁止针刺。月经期禁止针刺。

3.患者严重的过敏性、感染性皮肤病者，以及患有出血性疾病（如血小板减少性紫癜、血友病等）。

4.小儿囟门未闭时头顶部禁止针刺。

5.重要脏器所在处，如胁肋部、背部、肾区、肝区不宜直刺、深刺；大血管走处及皮下静脉部位的腧穴如需针刺时，则应避开血管，使针刺斜刺入穴位。

6.对于儿童、破伤风、癫痫发作期、躁狂型精神分裂症发作期等，针刺时不宜留针。

7.乳中及神阙等穴禁止针刺。

四、评估要点

1.局部皮肤情况，有炎症、破溃、冻伤的部位禁用。

2.对疼痛的耐受程度。

3.女性患者妊娠期禁用。

五、护理操作规范要点

1.毫针刺法

（1）物品准备：治疗盘内备以消毒的毫针、镊子、75%酒精棉球，干棉球、弯盘2个（一个盛放污棉球；一个内盛消毒液，浸泡用过的毫针）。

（2）体位：根据针刺穴位的不同，选择适宜的体位，充分暴露针刺部位，以操作方便、患者感到舒适、肌肉放松能持久留针为宜。如：胸腹部穴位取仰卧屈膝或仰靠坐位，背部穴取俯伏坐位或俯卧位。

（3）进针法：以75%酒精棉球消素穴位皮肤后，术者以左手拇指或食指按压穴位，用右手持针，紧靠左手指甲缘，以拇、食指下压力快速将针刺入皮肤，然后右手边捻转针柄边将针体刺入深处。此为单手进针法，多用于5 cm以内的短针。若为5 cm以上的长针，可采用双手进针，即以左手拇、食指裹棉球捏住针体，露出针尖0.67~1.00 cm，右手拇、食指夹持针柄，两手同时下压，快速将针尖刺入穴位皮肤，然后左手支持针体，右手拇、食指捻转针柄，将针刺入深处。

（4）针感：当针刺入一定深度时，局部出现酸、麻、胀、重感，亦可向一定方向传导。此谓"得气"，为正常针感。

（5）进针角度：针体与皮肤呈直角，垂直刺入，称"直刺"，适用于肌肉丰厚、深刺部位；针体与皮肤呈45°角刺入，称"横刺"适用于肌肉浅薄的部位，如头面部。

（6）手法：针刺得气后，根据证的虚实，采用相应的补泻手法。一般在得气后，捻转幅度小，速度慢，或提插时，重插慢提为补法；相反，在得气后捻转幅度大，速度快，或提插时轻插重提为泻法。

（7）起针：左手将消毒干棉球按压穴位处，右手、拇食指将针柄轻轻捻转上提，将针取出，同时左手用棉球轻轻按压穴位即可。

（8）护理要点

①行针刺操作时，环境必须保持整洁、空气新鲜、光线充足、温度适宜。

②针具必须经高压灭菌后，方可使用，穴位皮肤应用75%酒精充分消毒，并坚持做到一穴一针，避免感染。

③向患者作好解释，消除紧张心理。在过度疲劳、饥饿进，避免立即行针，以免晕针。

④为患者摆好适宜体位，充分暴露进针部位，但要注意保暖，留针时可用支被架盖毛毯或棉被，并嘱咐患者不要随意变动体位，以免弯针或折针。

⑤行针刺治疗时随时观察患者面色、汗出情况，并询问患者感觉。患者如诉头晕、恶心，见面色苍白或头部汗出，即为"晕针"，应立即取针，扶患者平卧，喝些热开水，即可缓解。若症状较重，应报告医生处理。

⑥取针时，应核对留针穴位及针数，以免将针遗忘在患者身上。面部等血管丰富部位，取针后应用干棉球按压片刻，以免皮下血肿。

⑦用过的针具应立即浸泡于消毒液中，半小时后可用纱布擦净，并检查针体有无锈蚀、折弯、针尖有无倒刺，不能使用者应挑出报废。将修好之针具整齐插入带盖方盘内的棉垫上，送高压灭菌，方可继续使用。

2. 梅花针刺法

（1）物品准备：治疗盘、75% 酒精棉球、无菌梅花针（即以 5~7 枚不锈钢针固定在略有弹性 20~30 cm 长的针杆一端制成）、无菌镊子、弯盘。

（2）体位：以充分暴露叩刺部位，患者感舒适，不易受凉为宜。

（3）操作方法

①暴露叩刺部位，以 75% 酒精棉球充分消毒皮肤。

②术者以右手握住针柄后端，食指伸直压住针柄前端，运用腕关节上下弹力进行由轻到重叩击。

③叩刺时要求针尖与皮肤呈垂直点，针尖触及皮肤即迅速弹起，动作连续，一般每分钟 60~80 次。

④根据部位大小，掌握叩刺时间，一般每次 5~15 min。

⑤叩刺完毕，再用酒精棉球消毒叩刺部位。

⑥将梅花针用棉球擦净，泡入消毒液中。

（4）梅花针护理要点

①叩刺前应检查梅花针有无倒刺或不平整现象，有则不宜使用。

②叩刺时用力须均匀、稳准，切忌拖刺、斜刺。

③根据病情，可分轻、中、重三种不同手法叩刺，一般初次接受治疗宜轻刺，即皮肤经叩刺后呈潮红状，不出血为度。中刺即以皮肤潮红有丘疹为度。对某些顽固病证，如神经性皮炎，即可重刺，以皮肤轻微出血为度。

④局部皮肤有外伤、溃烂者，禁用此法。

⑤叩刺后，局部皮肤偶有搔痒，嘱患者可用酒精棉球涂抹，避免抓破皮肤。

3. 耳针

（1）物品准备：治疗盘、75%酒精、无菌棉签、胶布、镊子、无菌针盒（内盛无菌揿针或王不留行药籽）、探测仪或圆头压棍。

（2）操作方法

①根据病情，在耳壳相应部位用探测仪或压棍测定反应点(一般局部可见变色、凹陷、小丘疹或压痛明显者)，并作标记。

②用棉签蘸75%酒精消毒内壳针刺部位皮肤。

③以无菌镊子夹取揿针的针圈，将针尖对准穴位或反应点垂直揿入，用小块胶布固定针圈。若用王不留行药籽，可将药籽放入小块胶布中间，以镊子夹取胶布，将药籽对准穴位，压紧即可。

④固定后以手指压迫穴位处，以疼痛明显为宜，留针期每日按压3~4次。

（3）耳针护理

①耳壳结构菲薄，末梢血管不丰富，感染后较难愈合，故应注意无菌操作。

②取穴以少而精为宜，应根据主要病症取其反应明显的穴位。

③留针期间，避免洗涤针处，若留针处出现剧痛或发热不适时，应及时取出并局部予以消炎处理。

④留针时间一般3~7天，夏季出汗较多，可减少留针时间，

以免感染。

六、注意事项

1. 针刺治疗前应做好思想工作，消除恐惧心理。

2. 所用针具应经过严格消毒，也可采用一次性针具。

3. 对身体虚弱的患者，针刺手法不宜过强，尽量让患者采取卧位。

4. 胁肋、胸背部、肾区等重要脏器所在部位，不宜直刺、深刺；有大血管走行的部位，针刺时应避开血管斜刺。

5. 对于容易晕针的患者，事先应采取相应的准备措施。

6. 刚参加重体力劳动或剧烈运动者，应让其休息片刻后再进行针刺。

7. 针刺眼区穴位和颈部的风府、哑门等穴，以及背部的腧穴，一定要注意掌握好角度，动作幅度不宜过大。

8. 对于尿潴留的患者针刺腹部时，要注意针刺方向、角度及深度，以免刺伤膀胱。

第二节 指针疗法护理规范

一、指针疗法概念

指针疗法是指施术者以手指代替针，在患者手上适当穴位和一定部位，运用腕力和指力的刺激，以达到治疗疾病的目的的一种简便的传统疗法。这种疗法，主要是用大拇指、中指及食指点刺，故又称"指尖点刺法"。

二、适应证

由于指针疗法不需要任何操作器械及穴位消毒，可以随时随地应用，因此可应用于多种急症的处理，如晕厥、剧烈疼痛等。

又因指针疗法具有疼痛小的特点，因此广泛适用于年老体弱、儿童、惧怕针刺者及孕妇等。也可作为患者自我治疗及预防疾病的一种方法。

三、禁忌证

1. 原因不明的高热，指针会增加体内的消耗。

2. 过饥过饱、酒辞、劳累过度时不易指针。

3. 妊娠妇女禁忌指压合谷。

四、评估要点

1. 评估穴位局部皮肤情况，有炎症、破溃、冻伤的部位禁用。

2. 评估患者对疼痛的耐受程度。

3. 女性患者妊娠期腹部穴位禁用

五、护理操作规范要点

指针的基本手法可分揉、扪、捏、切四种。

1. 揉法

揉法是用手指的尖端、在选定的穴位上，做环形平揉的一种手法。揉动时手指的尖端不能离开所接触的皮肤，手指连同皮下组织一起做一小圆形转动，勿使手指尖与皮肤呈摩擦状态，否则便成了按摩中的摩法。揉法含有揉按之意。

用拇指作揉法时，首先将其他四指作握空拳状。四指尖微屈向掌心，指掌空虚，腕微屈内收。拇指伸直、盖住拳眼。也可将其余四指伸直，使拇指端接触欲揉的穴位。

用中指作揉法时，中指伸直，以中指尖端抵穴位上，食指和无名指的尖端附在中指的远侧指间关节两侧，倒钩状勾向手心。拇指端抵止在中指远侧指间关节的掌面，以辅助中指。

用食指做揉法时，食指伸直，以指尖端抵穴位上，其余四指作握拳状。

每平揉一小圆周为 1 次。每穴位一般以 50~120 次为标准，2~3 min。但次数多少以病情轻重而定。更主要的是对主穴和配穴的时间，应有显著不同。一般病情重，操作时间、次数多，主穴揉的时间长。

关于揉的面积，要根据腧穴的部位而定，皮下脂肪少、揉的面积就小；反之，皮下脂肪多，或皮肤比较松弛的地方，揉的面积则大。揉的范围在施术时可以酌量增减，但手指尖端不能离开穴位中心，否则就失去手法的作用。所以，整个手指的运动范围，恰如画一个圆锥形。以指尖为圆锥顶，指的根部为圆锥底。

2. 扪法

扪法是用拇指或中、食指重按腧穴的一种方法。扪法在临床上应用广泛，常和揉法合并使用。扪按的时间较其他手法为稍长，一般一个穴 3 min 左右。扪按时患者可感到酸、麻、胀和轻微的有点疼痛，其作用同于针刺的得气。

扪按时必须逐渐施加压力，一般在重扪前，轻轻按揉，不可突然用力。在得气后，亦应慢慢减轻指力，最后停止。一般来说，压法适用于气血不足的虚寒症。

3. 捏法

捏法是用两手指对称捏压穴位的手法。可用拇食二指及拇、中二指，或用拇指和其他各指，上下左右对称地相向用力。借用指压的力量或者在选定的穴位上，用拇指甲稍为地点动。如捏合谷、劳宫穴等。

捏法常与掐法合并应用，称为掐捏法。一般适用于急症，实症。

4. 切法

切法是用指甲切按穴位或选定的部位，属于单指法。一般用拇指甲切按时，要注意手法的运用，操作前要用酒精棉球擦拭指甲以消毒，切压时指力不要过重，防止切伤皮肤。时间不宜过长，不超过半分钟。本法多用于部位狭窄的部位，如少商、少泽、中冲等穴位。多适应于热症、急症。

指针手法的补泻：指针施术时，由于手法和用力不同，作用不一样。轻用力刺激能起兴奋作用，叫做补法，一般适用于身体衰弱的虚寒患者和慢性病。重力捏切为重刺激，重刺激能起抑制作用，叫做泻法。故有"轻则补虚，重则泻实"之说。

以上疗法中，施术者要注意：

（1）注意手的消毒，避免交叉感染。

（2）注意指甲的修整圆滑，不要过长、过短。过长容易刺伤皮肤，过短又会影响掐压的效果。

（3）要保持手的温暖（冬天，可用热水浸洗双手），手指太凉就会影响疗效。

（4）在进行指针的过程中，要精神集中，随时注意患者的面部表情和面色变化，如不是昏迷的患者，可询问感受如何。

（5）如掐压后，患者反而出现面色苍白，手指发凉，额头汗出。应改变手法，轻轻按揉，让患者休息，慢慢适应。

六、注意事项

1.指力的轻重以患者能耐受为宜，以免患者产生不适或晕针；对年老体弱者和儿童，施术时指力不可过重。

2.指针的施术时间以 1~3 min 为标准，亦可根据病情增减。

3.急性传染病、皮肤病、肿瘤以及腹痛拒按的患者，不宜使用指针。

4.小儿头部的囟门区和孕妇的合谷、三阴交以及腹部穴位等，不宜用指针。

5.过饥、过饱、酒醉、劳累过度时，不宜用指针。

第三节　火灸疗法护理规范

一、火灸疗法概念

火灸疗法又称灸疗、灸法、灸疗法等，是我国传统针灸医学的一个主要的组成部分，是指运用艾绒或其他药物在体表的穴位上烧灼、温熨，借灸火的热力以及药物的作用，通过经络的传导，以起到温通气血、扶正祛邪，达到防治疾病的一种治法。

二、适应证

灸疗是借助艾条所产生的药力和热力，通过刺激一定的穴位及有关部位，激发调节经络的功能；通过经络的传导和输送气血的作用，进而调整脏腑功能，改善体质，增强机体抗病能力，使人体的病理变化恢复为正常的生理状态，从而达到防治疾病的目的。所以，灸疗的应用范围十分广泛，它可以治疗外在体表的病证，也可治疗内在脏腑的病证；既可治疗很多慢性病，又能治疗一些急证危证，按其作用可归纳为以下几方面：

1. 寒凝血滞、经络痹阻引起的各种病症，如风寒湿痹、痛经、闭经、寒疝腹痛等。

2. 外感风寒表证及中焦虚寒、呕吐、腹痛、泄泻等。

3. 脾肾阳虚、元气暴脱之证，如久泻、久痢、遗尿、遗精、阳痿、早泄、虚脱、休克等。

4.气虚下陷、脏器下垂之症，如胃下垂、肾下垂、子宫脱垂、脱肛以及崩漏日久不愈等，及妇女更年期引起的颜面早衰、浑身无力、精神倦怠、自汗盗汗、失眠多梦、早泄、尿频、脱肛、大小便失禁、四肢厥冷等。

5.外科疮疡初起（用于疮疡溃久不愈，有促进愈合、生长肌肉的作用）、瘰疬、乳痈初起，各种痛症、疖肿未化脓者（可消瘀散结、拔毒泄热）等症。

6.气逆上冲的病症，如脚气冲心、肝阳上亢之证可灸涌泉穴调理之。

7.防病保健、淡斑、生发等。

8.贫血、低血压、白细胞减少等。

9.对早、中期癌症有明显的止痛消炎作用，并可增加食欲、提高免疫功能。

10.减肥：民间早有以艾灸之法瘦腰减脂，腰腹肥胖者不必改变平时的饮食习惯，每日温灸腰腹部1~2次，连续几周后即可收到明显的减肥效果。

三、禁忌证

1.凡暴露在外的部位，如颜面，不要直接灸，以防形成瘢痕，影响美观。

2.皮薄、肌少、筋肉结聚处，妊娠期妇女的腰骶部、下腹部、乳头、阴部、睾丸等不要施灸。另外，关节部位不要直接灸。

3.极度疲劳，过饥、过饱、酒醉、过劳、大渴、大惊、大恐、大怒者、大汗淋漓、情绪不稳，或妇女经期忌灸。伤寒者。

4.某些传染病（猩红热、麻疹、丹毒、传染性皮肤病者），白喉、大叶性肺炎、肺结核晚期者。高热、昏迷、抽风期间，或身体极度衰竭，形瘦骨立等忌灸。

5.艾叶过敏者（闻到艾灸气味出现呕吐、憋气、头晕、连续打喷嚏、咳嗽等症状），经常性的皮肤过敏者。

6.凡属实热证或阴虚发热、邪热内炽等证，如高热、高血压危象、肺结核晚期、大量咯血、呕吐、严重贫血、急性传染性疾病、皮肤痈疽疔疖并有发热者，均不宜使用艾灸疗法。心悸、心动过速、血压过高者、中风早期者。

7.无自制能力的人，如精神病患者等忌灸。

8.幼儿囟门未闭合前的囟会穴及孕妇、酒醉、空腹、过饱、极度疲劳、男女乳头、阴部、睾丸、大血管处、心脏部位、眼球、女性经期、身体极度衰竭、形瘦骨立的人、血脉过快、皮肤不健康者忌灸。

四、评估要点

1.核对医嘱并评估患者体质及艾灸处皮肤情况。

2.患者既往史、当前症状、发病部位及相关因素。

3.患者年龄、文化层次、当前心理状态和对疾病的信心。

五、护理操作规范要点

1.行艾灸时,须注意患者保持舒适体位,以免患者自行移动时,艾灰脱落或艾柱倾倒而发生烫伤或烧坏衣被。

2. 艾条灸时,要注意燃点的距离,太近则易烫伤,太远则疗效不佳,应随时询问患者温热感,并观察局部潮红程度。行艾柱灸时,更应认真守护观察,以免发生烫伤。

3. 灸后如起小水泡,一般不须处理或涂甲紫,较大水泡应消素后用无菌针头刺破,涂上甲紫或金万红软膏。

4. 艾条灸毕后,应将剩下之艾条套入玻璃试管内或将燃头浸入水中,以彻底熄灭,防止再燃。如有绒灰脱落床上,应清扫干净,以免复燃烧坏被褥。

5. 艾灸毕应为患者盖好衣被,开窗通风,保持室内空气新鲜。

6. 凡颜面、五官区域、大血管、黏膜处及热证,一般不宜艾灸。

7. 护理要点

皮肤潮红:艾灸时,由于热力的作用,会使局部的毛细血管扩张,刺激血液流动,所以会出现皮肤潮红的现象。

灸泡:灸泡是灸疮的前一个阶段,多见于化脓灸。

灸疮:灸疮是艾灸的特征性表现,只有有灸疮,疗效才好。灸疮期间也要坚持温和灸,让艾灸效力持续,否则会出现病情反复。

口渴:很多人艾灸之后会口渴,这是正常的。艾灸后可以喝红糖水或温开水,不要喝菊花茶等寒凉性质的饮料,否则会影响艾灸的效果。

灸感传导：施灸部位或远离施灸部位产生其他感觉，例如酸、胀、麻、热、重、痛、冷等。

排病反应：出现其他脏腑的疾病，一般没有诱因或身体疲劳的现象，是体内病邪通过其他出口排出体外的表现。

8. 常用灸法

（1）直接灸　将大小适宜的艾炷，直接放在皮肤上施灸。若施灸时需将皮肤烧伤化脓，愈后留有瘢痕者，称为瘢痕灸；若不使皮肤烧伤化脓，不留瘢痕者，称为无瘢痕灸。

①瘢痕灸　又名化脓灸：施灸时先将所灸腧穴部位，涂以少量的大蒜汁，以增加黏附和刺激作用，然后将大小适宜的艾炷置于腧穴上，用火点燃艾炷施灸。每壮艾炷必须燃尽，除去灰烬后，方可继续易住再灸，待规定壮数灸完为止。施灸时由于火烧灼皮肤，因此可产生剧痛，此时可用手在施灸腧穴周围轻轻拍打，借以缓解疼痛。在正常情况下，灸后1周左右，施灸部位化脓形成灸疮，5~6周，灸疮自行痊愈，结痂脱落后而留下瘢痕。临床上常用于治疗哮喘、肺结核、高血压、心脑血管病和瘰疬等慢性疾病。

②无瘢痕灸　施灸时先在所灸腧穴部位涂以少量的凡士林，以使艾炷便于黏附，然后将大小适宜的艾炷，置于腧穴上点燃施灸，当灸炷燃剩五分之二或四分之一而患者感到微有灼痛时，即可易炷再灸。若用麦粒大的艾炷施灸，当患者感到有灼痛时，医者可用镊子柄将艾炷熄灭，然后继续易位再灸，按规定壮数灸完为止。一般应灸至局部皮肤红晕而不起泡为度。因其皮肤无灼伤，

故灸后不化脓，不留瘢痕。一般虚寒性疾患，均可此法。

（2）间接灸　用药物将艾炷与施灸腧穴部位的皮肤隔开，进行施灸的方法。如生姜间隔灸、隔盐灸等。

①隔姜灸　用鲜姜切成直径 2~3 cm、厚 0.2~0.3 cm 的薄片，中间以针刺数孔，然后将姜片置于应灸的腧穴部位或患处，再将艾炷放在姜片上点燃施灸。当艾住燃尽，再易炷施灸。灸完所规定的壮数，以使皮肤红润而不起泡为度。常用于因寒而到的呕吐、腹痛、腹泻及风寒痹痛等。

②隔蒜灸　用鲜大蒜头，切成厚 0.2~0.3 cm 的薄片，中间以针刺数孔，然后置于应灸腧穴或患处，然后将艾炷放在蒜片上，点燃施灸。待艾炷燃尽，易炷再灸，直至灸完规定的壮数。此法多用于治疗瘰疬，肺结核及初起的肿疡等症。

③隔盐灸　用纯净的食盐填敷于脐部，或于盐上再置一薄姜片，上置大艾炷施灸。多用于治疗伤寒阴证或吐泻并作，中风脱证等。

④隔附子饼灸　将附子研成粉末，用酒调和做成直径约 3 cm、厚约 0.8 cm 的附子饼，中间以针刺数孔，放在应灸腧穴或患处，上面再放艾炷施灸，直到灸完所规定壮数为止。多用治疗命门火衰而致的阳痿、早泄或疮疡久溃不敛等症。

（3）艾卷灸

①艾条灸是取纯净细软的艾绒 24 g，平铺在 26 cm 长、20 cm 宽的细草纸上，将其卷成直径约 1.5 cm 圆柱形的艾卷，要求卷紧，

外裹以质地柔软疏松而又坚韧的桑皮纸，用胶水或糨糊封口而成。也有每条艾绒中渗入肉桂、干姜、丁香、独活、细辛、白芷、雄黄各等分的细末 6 g，则成为药条。施灸的方法分温和灸和雀啄灸。

温和灸：施灸时将艾条的一端点燃，对准应灸的腧穴部位或患处，距皮肤 2~3 cm，进行熏烤。熏烤使患者局部有温热感而无灼痛为宜，一般每处灸 5~7 min，至皮肤红晕为度。对于昏厥、局部知觉迟钝的患者，医者可将中、食二指分开，置于施灸部位的两侧，这样可以通过医者手指的感觉来测知患者局部的受热程度，以便随时调节施灸的距离和防止烫伤。

雀啄灸：施灸时，将艾条点燃的一端与施灸部位的皮肤并不固定在一定距离，而是像鸟雀啄食一样，一上一下活动地施灸。另外，也可均匀地上、下或向左右方向移动或作反复地旋转施灸。

②温针灸　是针刺与艾灸结合应用的一种方法，适用于既需要留针而又适宜用艾灸的病症。操作时，将针刺入腧穴得气后，并给予适当补泻手法而留针，继将纯净细软的艾绒捏在针尾上，或用艾条一段长 2 cm，插在针柄上，点燃施灸。待艾绒或艾条烧完后，除去灰烬，取出针。

③温灸器灸　用金属特制的一种圆筒灸具，故又称温筒灸。其筒底有尖有平，筒内套有小筒，小筒四周有孔。施灸时，将艾绒或加掺药物，装入温灸器的小筒，点燃后，将温灸器之盖扣好，即可置于腧穴或应灸部位，进行熨灸，直到所灸部位的皮肤红润为度。有调和气血，温中散寒的用。

（4）灯火灸法　灯火灸法又称灯草灸、灯芯灸等，是用灯心草蘸油点燃后快速按在穴位上进行焯烫的方法。灯火灸又可分为明灯爆灸法、阴灯灼灸法和压灯指温熨法等。

①明灯爆灸法　也叫明火直灸法，民间称为爆灯火。

取灯心草 1 根，约 10 cm 长，蘸植物油，并使之浸渍寸许。点燃灯芯之后，以灵捷而快速的动作，对准所选灸穴位直接点触于穴位上爆灸。一触即离去，并听到爆响"叭"之声，即告成功。此称为 1 壮。

本法灸后局部皮肤稍微灼伤，偶然可引起小水泡，3~4 天水泡自然吸收而消失，常用于治疗急性病症，包括小儿急性病。民间普遍用于治疗各种常见病，多发病。

②阴灯灼灸法　又称阴灯灸法或熄灯火燋法。

施灸方法为取灯心草 1~2 根，长约 10 cm。把灯芯草蘸植物油点燃约半分钟即吹灭灯火，停约半分钟，等灯芯温度稍降，利用灯火余烬点于治疗穴上灼灸之，一触即起为 1 壮。每穴可以雀啄般地灼灸 1~3 壮。

本法具有安全可靠，无灼伤之弊，且疗效良好，又可消除害怕心理等优点，适用于各科急性和慢性病的治疗。

③压灯指温熨法　术者取灯芯草 1~3 根，蘸植物油点燃明火，然后把拇指指腹压在灯芯火上，旋即把拇指指腹的温热迅速移压在患部或治疗穴位上熨灼之，如此反复做 3~5 次即可。本法属间接熨灸法，适用于婴幼儿疾患和老年，虚弱性慢性疾病。

它具有安全可靠，无直接灼伤皮肤等优点，患者易于接受，通常多用于 2 周岁以下的婴幼儿，也可用于害怕灯火灼的患者。

六、注意事项

1. 艾灸前注意事项

（1）因为艾灸时不能吹到风，艾灸前请关小门窗，房间内不可以通风。夏天也是，不可通风不可开空调。

（2）饭后不可以马上艾灸，饭后 1 h 后才可以灸，因为过饱不可以艾灸。

（3）脉搏每分钟超过 90 次以上禁灸；过饥、过饱、酒醉禁灸；孕妇的腹部和腰骶部禁用；身体发炎部位禁灸。

2. 艾灸中注意事项

（1）艾灸时不可以过饱或过饥，心情大悲大喜大怒也不可以艾灸，要保持心情平静舒缓。

（2）艾灸中如果穴位表面出现湿气，是体内寒气通过穴位排出，体内寒气较重，艾灸起了作用。

3. 艾灸后注意事项

（1）艾灸后半小时内不要用冷水洗手或洗澡。艾灸完毕，全身毛细孔打开，易受寒凉。

（2）艾灸后要喝较平常多量的温开水（绝对不可喝冷水或冰水），便于排毒，水温可以稍微高点。不可以喝冷开水，夏天也是，有助排泄器官排出体内毒素。

（3）艾灸后不可以马上洗澡。一般情况下，都是洗好澡后再艾灸。或者艾灸完，隔开几小时后再洗澡。

（4）艾灸完，如果出现疲劳乏力精神不济，属正常现象。此时身体在进行休整，可稍事休息，不必劳累。

4.其他注意事项

（1）灸的顺序：先阳后阴，先背腰部后胸腹部，先上部后下部，先头面躯干后四肢，先灸左方，再灸右方

（2）艾灸的补法，温灸，火灭后按摩穴位；泄法，用嘴吹，助燃，开其穴，起消散作用

（3）强壮男子虚症实症顽症，皮肉深厚处，宜施大柱多壮；型衰体弱久病虚症慢性病，宜小柱少壮。

（4）颜面五官，心脏大血管处，心经区，阴部及重要经腱，关节活动处，不宜施直接灸，以防危险或留疤痕影响功能

（5）婴幼儿的囟门不宜直接灸

（6）要专心致志，耐心坚持施灸时要注意思想集中，不要在施灸时分散注意力，以免艾条移动，不在穴位上，影响效果。对于养生保健灸，则要长期坚持，偶尔灸是不能收到预期效果的。应找到适当的支撑点，使持艾条的手保持平稳，避免因手不稳，使燃烧的艾条碰触并烫伤皮肤。

（7）要注意体位、穴位的准确性体位。一方面要适合艾灸的需要，同时要注意体位舒适、自然，要根据处方找准部位、穴位，以保证艾灸的效果。

（8）眼睛应避开艾灸产生的烟，以免使眼睛出现流泪等不适。实施艾灸的房间应通风，以便散烟雾，但人应避风而坐。

（9）随着艾条的燃烧，将产生灰烬，应及时将灰弹掉，以免掉到身上，灼伤皮肤。装灰的容器应为不可燃的铁、玻璃等制品，以防灰里火星复燃。

（10）用艾条灸后，可将艾条点燃的一头塞入直径比艾条略大的瓶内或放入盛少量水的容器内，以利于熄灭。当日或隔日如再施艾灸，可取新艾条。待数日用剩的艾条风干后，可再利用。

（11）要注意保暖和防暑因施灸时要暴露部分体表部位，在冬季要保暖，在夏天高温时要防中暑，同时还要注意室内及时换取新鲜空气。

（12）要掌握施灸的程序如果灸的穴位多且分散，应按先背部后胸腹，先头身后四肢的顺序进行。

（13）注意施灸的时间有些病症必须注意施灸时间，如失眠症要在临睡前施灸。不要饭前空腹时和在饭后立即施灸。

（14）要循序渐进，初次使用灸法要注意掌握好刺激量，先小剂量，或灸的时间短一些，以后再加大剂量。不要一开始就大剂量进行。

（15）注意施灸温度的调节对于皮肤感觉迟钝者或小儿，用食指和中指置于施灸部位两侧，以感知施灸部位的温度，做到既不致烫伤皮肤，又能收到好的效果。

（16）施灸后，局部皮肤出现灼热微红，属正常现象。

（17）如若不小心灼伤皮肤，局部出现小水泡，只要注意不擦破，可任其吸收。勿挤压、抓搔，忌发物、房事。

第四节　烙灸疗法护理规范

一、烙灸疗法概念

烙灸疗法是回族医学特色疗法之一，是将特制金属灸具烧热后，直接放置于穴位皮肤上，烙灼肌肤，流水流脓，使局部组织经络发生变化，排出异常体液，提升免疫功能，恢复机体正常功能的一种外治疗法。此法是在继承熏、熨、灼、烫法以清除病痛的基础上，又吸收融汇中医学中粹、火灸而独创的一种疗法。

二、适应证

烙灸疗法适应范围较广泛，临床急性和慢性疾病都有烙灸的适应证。常用于肩周炎、腰肌劳损、腰腿疼痛、骨质增生、椎间盘突出、胃脘寒疼、咳喘、面瘫、痛经等症。

此外，烙灸对于内科感冒、头痛、偏头痛、痢疾、慢性支气管炎、支气管哮喘、冠心病、神经衰弱、低血压、慢性胃炎、胃及十二指肠溃疡、胃黏膜脱垂、胃下垂、呃逆、呕吐、中风后遗症、关节炎、便秘、肠炎、腹痛、腹胀、坐骨神经痛、贫血等；妇科月经不调、痛经、闭经、崩漏、带下病、盆腔炎、产后病等；儿科上呼吸道感染、小儿腹泻、小儿厌食、小儿夜啼、小儿呕吐、小儿佝偻病、小儿麻痹后遗症等；男科阳痿、遗精、不育症、精液异常症、睾丸炎等；外科乳腺炎、脉管炎、臁疮、瘰疬、静脉炎等；骨伤科落枕、扭挫伤、软组织损伤、损伤性关节炎等；皮肤科湿疹、疣、带状疱疹、神经性皮炎、牛皮癣、冻疮等等，均可以使用。

三、禁忌证

1. 凡暴露在外的部位，如颜面部不要烙灸，以防形成瘢痕，影响美观。

2. 皮薄、肌少、筋肉结聚处，妊娠期妇女的腰骶部、下腹部，男女的乳头、阴部、睾丸等不要烙灸。另外，关节部位不要烙灸。此外，大血管处、心脏部位不要烙灸，眼球属颜面部，也不要烙灸。

3. 极度疲劳，过饥、过饱、酒醉、大汗淋漓、情绪不稳，或妇女经期忌烙灸。

4. 某些传染病、高热、昏迷、抽风期间，或身体极度衰竭等忌烙灸。

5. 无自制能力的人，如精神病患者等忌烙灸。

四、评估要点

1. 核对医嘱并评估患者体质及烙灸处皮肤情况。

2. 患者当前症状、发病部位及相关因素。

3. 患者年龄、文化层次、当前心理状态和对疾病的信心。

4. 患者的感觉情况。

五、护理操作规范要点

烙灸属于直接灸法，采用特制铁质灸具，可以采用酒精灯将烙灸器烧红，直接灸腧穴部位，以局部皮肤微微发红为度，施灸皮肤如发生溃破、流水、流脓后，应该注意局部清洁，预防感染。每次 30 min，每天 1 次。

六、注意事项

1. 要专心致志，耐心坚持。烙灸时要注意思想集中，以免烙灸器具移动而不在穴位上或误伤皮肉。对于养生保健烙灸，则要长期坚持。

2. 要注意体位、穴位的准确性。体位一方面要适合烙灸需要，同时要注意体位舒适、自然，要根据处方找准部位、穴位，以保证烙灸效果。

3. 烙灸时一定要注意防止烫伤。

4. 要注意保暖和防暑。因烙灸时要暴露部分体表部位，在冬季要保暖，在夏天高温时要防中暑。

5. 要防止感染。因烙灸不当，局部烫伤可能起疱，产生灸疮，注意避免感染。

6. 要掌握烙灸程序。如果烙灸穴位多且分散，应按先背部后胸腹，先头身后四肢的顺序进行。

7. 要循序渐进。初次使用烙灸要注意掌握好刺激量，先少量、小剂量，或烙的时间短一些，逐渐加大剂量。

8.烙灸晕灸虽不多见，但是一旦晕灸则会出现头晕、眼花、恶心、面色苍白、心慌、汗出等，甚至发生晕倒。出现晕灸后，要立即停止烙灸，并躺下静卧，积极进行相应处理。

9.注意烙灸温度调节。对于皮肤感觉迟钝者或小儿，用食指和中指置于施灸部位两侧，以感知施灸部位温度，做到既不致烫伤皮肤，又能收到好的效果。

第五节　挑治疗法护理规范

一、挑治疗法概念

针挑疗法也称挑治疗法、针刺疗法、挑病筋、截病根疗法，是用针在人体的腧穴、敏感点或一定部位挑刺，使皮肤微微出血，流出组织液，或挑出、挑断皮内纤维状物质（此即病根所在，瘀塞经络，气血不通，导致疾病丛生；而健康人则没有，一挑即出血），以治疗疾病的一种外治疗法。

二、适应证

本法临床用于血管神经性头痛、肩周炎、慢性喉炎、神经衰弱性失眠、胃脘痛、腰肌劳损、脑血栓形成而引起的偏瘫、颈椎综合征、坐骨神经痛、支气管哮喘等多种疾病。

三、禁忌证

孕妇、有严重心脏病、出血性疾病及身体过度虚弱者禁用本法。

四、评估要点

1. 核对医嘱并评估体质及挑治处皮肤情况。

2. 患者当前症状、发病部位等相关因素。

3. 患者年龄、文化层次、当前心理状态和对疼痛的耐受情况。

五、护理操作规范要点

1. 挑刺法必须按照辨证施治的原则，明确病位，以作出临床诊断，确定治则和治法，选取相应的穴位和部位。

（1）以背俞、夹脊穴为主作定点挑治 背俞，是脏腑经气输注于背部的腧穴。《灵枢·背腧》提出背俞穴可主治五脏疾病，并提出了五脏背俞的穴名和穴位。同时还提出了背俞穴定穴时所出现的"按其处，应在中而痛解。"阳性反应现象。临床可观察背俞穴处的皮下组织有无隆起、凹陷、松弛和皮肤温度的变异等反应现象，以此分析、判断属于某一经的疾病。也可以此寻求有关穴位邻近的阳性反应点作为取穴依据。如临床治疗头面、颊、颈、项部诸器官疾病，取颈1至7椎夹脊穴；治疗胸腔内脏及上肢疾病，取颈3至胸7椎夹脊穴；治上腹部内脏疾患，取胸8至12椎夹脊穴；治疗腰部和下腹部内脏疾患，取胸10至腰2椎夹脊穴；治疗肛门部和下肢部的疾患，取腰2至骶4椎夹脊穴等。

（2）以痛为腧找痛点挑刺　在病变体表局部区域内，找最明显的压痛点进行挑刺。如肩痛多在肩胛岗上的表面和三角肌的前缘等处找到痛点，腿痛多在腰骶关节表面找到痛点，即可在该痛点处挑治。

（3）以脊髓神经节段分布选点挑刺　这是运用"脊髓神经节段性分布"的理论应用于挑刺疗法中的一种方法。

（4）选反应点挑治　选用某些疾病在体表有关部位出现的反应点，如压敏点、疹点等。疹点的特征似丘疹，稍突出于皮肤，似针帽大小，多为灰白色或暗红色，棕褐或浅红色，压之不退色。选点时要注意与痣、毛囊炎、色素斑相鉴别。找点困难时，可用手摩擦相应部位皮肤后，再进行寻找。

以上四种选穴方法，可单独应用，亦可综合选定穴位或部位进行挑治。

2. 适应证和部位选择

（1）头痛、头晕、感冒、神经衰弱、结膜炎、热性病，可于颈项部、颞部选穴或选择敏感点；偏头痛、额神经痛、感冒、眼病、热性病，可于颈项部和颞部、额部选穴或敏感点；头晕、眼病、发热、小儿抽搐，可于项部、额部和眼区选穴或敏感点；眼病，于风池穴和眼区周围选穴和点。

（2）急性结膜炎、眼底或视网膜出血，可于耳郭后风池穴附近和眼区周围部选区敏感点；颈淋巴结结核，可于颈部选穴或选点。

（3）急慢性喉炎、咽喉炎、扁桃体炎、上呼吸道感染，于结喉附近及颈部选取敏感点；胸痛、肋间神经痛、感冒，可于任脉选穴或敏感点，亦可于相应背俞穴选穴或选点。

（4）热病、急慢性胃肠炎、胃及十二指肠溃疡、胃肠痉挛及神经痛、膀胱炎、月经不调，可循经选穴或按以痛为腧、脊髓神经分布、敏感点几种取穴原则综合取穴。

（5）上肢部风湿痛、肌肉麻痹、关节痛等疾病，于颈椎部选穴选点，亦可按以上四种选穴方法相结合，选取部位或敏感点。下肢部的风湿痛、肌肉麻痹、关节痛等于腰骶部选穴或敏感点，亦可按以上四种选穴（点）方法结合应用。

（6）疳积，于鱼际部选穴或脾俞、肺俞部取穴；消化不良，选取四缝或脾俞、胃俞。

3. 挑刺方法

挑刺部位确定后，用碘酒、酒精常规消毒。左手固定治点，右手持针，将针横刺刺入穴点的皮肤，纵行挑破 0.2~0.3cm 皮肤，然后将针深入表皮下挑，挑断皮下白色纤维样物数根，以挑尽为止。术后用碘酒消毒，敷上无菌纱布用胶布固定。也可先用 0.5% 盐酸普鲁卡因打一皮丘，用手术刀在皮丘上切一小口，再将挑针刺入，挑出皮下白色纤维样物，用刀割断。术后处置同上。

4. 操作方法

（1）指导背部挑治患者反骑坐椅上，两手扶于靠背架上，暴露背部；其他部位亦应取合适体位。

（2）确定挑治点（穴），并用指甲掐一痕迹，常规消毒皮肤。

（3）左手固定局部皮肤，右手持针将挑治点（穴）的表皮划破 0.2~0.3 cm，然后深入表皮下挑断白色纤维状物。

（4）挑尽皮层纤维后，消毒局部，盖上消毒纱布，胶布固定。

5. 护理要点

（1）术前向患者作好解释，避免情绪紧张，令其合作。冬季注意保暖，防止着凉。

（2）术中注意无菌操作，挑后 3~5 天局部勿沾水，以防伤口感染。

（3）挑治手法一般以强刺激效果好，但要视患者忍耐疼痛的程度而定，以免刺激过强导致晕针。

（4）治疗期间注意休息，少食刺激性食物。

（5）凡体质过度虚弱、孕妇、严重心脏病及水肿等患者应慎用或不用，避免意外。

（6）一般患者只挑一次，每次挑 1~2 个点（穴），必要时可于 7~10 天后另选新点（穴）挑治。

六、注意事项

（1）术中注意无菌操作，嘱患者注意保持局部清洁，3~5 日不用水洗，防止感染。

（2）针尖应在原口出入，不要在创口上下乱刺。

（3）挑治后注意休息，不吃刺激性食物。

（4）对孕妇、严重心脏病及有出血倾向的患者慎用或不用。

第六节　拔罐疗法护理规范

一、拔罐疗法概念

拔罐疗法（俗称火罐）是以罐为工具，利用燃烧、抽气等方法排除罐内空气，造成负压，使罐吸附于体表特定部位（患处、穴位），产生广泛刺激，形成局部充血或瘀血现象，以通经活络、行气活血、消肿止痛、祛风散寒等来防病治病，强壮身体的一种治疗方法。

二、适应证

拔罐法具有通经活络、行气活血、消肿止痛、祛风散寒等作用。其适用范围较为广泛，如风湿痹痛，各种神经麻痹以及一些急慢性疼痛，如腹痛、腰背痛、痛经、头痛等均可应用，还可用于感冒、咳嗽、哮喘、消化不良、胃脘痛、眩晕等脏腑功能紊乱方面的病症。

此外，如丹毒、红丝疔、毒蛇咬伤、疮疡初起未溃等外科疾病亦可用拔罐法。

三、禁忌证

1. 皮肤过敏，全身枯瘦或皮肤失去弹力者。
2. 全身剧烈抽搐或烦躁不安者。

3. 浮肿病，或水肿者。

4. 重度失血、出血性疾患及出血倾向者。

5. 妇女月经期。

6. 妊娠妇女的下腹及腰骶部。

四、评估要点

1. 评估患者心理状况和体质。

2. 评估患者病情和局部皮肤黏膜情况。

3. 评估患者文化程度。

五、护理操作规范要点

1. 罐的种类

临床上常用罐有三种：玻璃罐、竹罐、陶罐。

2. 拔罐方法

（1）火罐 用火在罐内燃烧，形成负压，使罐吸附在皮肤上。操作方法有以下几种。

①闪火法：用镊子或止血钳夹住燃烧的酒精棉球，在火罐内绕一圈后，迅速退出，快速地将罐扣在施术部位。此法简便安全，不受体位限制，为目前临床常用的方法。

②投火法：将纸片或酒精棉球点燃后，投入罐内，然后迅速将火罐扣于施术部位。

③滴酒法：用95%酒精或白酒，滴入罐内1~3滴（切勿滴酒

过多，以免拔罐时流出烧伤皮肤），沿罐内壁摇匀，用火点燃后，迅速将罐扣在应拔的部位。

④贴棉法：用大小适宜的酒精棉一块，贴在罐内壁的下 1/3 处，用火将酒精棉点燃后，迅速将罐扣在应拔的部位。

⑤架火法：即用不易燃烧、传热的物体，如瓶盖、小酒盅等，将 95% 酒精数滴或酒精棉球置其内，置于应拔部位，用火点燃，将制度迅速扣下。

（2）水煮法：先将配制好的药物放在布袋内，扎紧袋口，放进清水煮成适当的浓度，再把竹罐投入药液内煮 15 min 左右，用镊子取出竹罐，倒干罐内药液，迅速用凉毛巾紧扪罐口，立即将罐扣在应拔部位，即能吸附在皮肤上。本法配合药物加强疏风止痛的作用，常用于风湿痹痛和某些软组织病证。所使用的药物多为疏风活血通络的中草药。

3. 起罐

（1）拔罐时，一般留罐 10~15 min，待局部皮肤瘀血时，将罐取下。

（2）取罐时，左手扶住罐身，右手按压罐口的皮肤，使空气进入罐内，火罐即可松脱，不可硬拉或旋动，以免损伤皮肤。

（3）若罐大而吸附力强时，可适当缩短留罐的时间，以免起泡。

4. 特殊用法

临床上，根据病情需要，火罐还有以下几种常用的方法。

（1）走罐 亦称推罐。即先在施术部位皮肤上涂一层凡士林或润滑油，再用上述方法将罐拔住，然后医生用右手握住罐子，向上下或左右以及病变部位，往返推动，至局部皮肤充血红润为度。此法适于面积较大的部位，如脊背、腰臀、大腿等部位。

（2）闪罐 即将罐拔住后，立即取下，如此反复多次地拔住取下，取下拔住，直至皮肤潮红或充血为度。

（3）刺络拔罐 施术部位消毒后，用三棱针点刺出血或用皮肤针叩打后，再行拔罐，以加强活血祛瘀，消肿止痛作用。

5. 操作方法

（1）暴露须拔罐部位（选择肌肉较为丰满、平整处），薄薄涂上凡士林油膏。

（2）用血管钳夹取 95% 酒精棉球，点燃。

（3）左手持罐，罐口向下，右手持燃有酒精棉球之血管钳，迅速伸入罐内绕一圈，立即抽出，同时将罐叩按在所选部位上。

（4）待罐内皮肤隆起并呈红紫现象，留置 10~15 min。

（5）起罐时，左手按住罐口皮肤，右手扶住罐体，空气进入罐内，火罐即可脱落。

（6）拔罐后除留罐外，尚可在火罐吸着后，立即拔下，再闪火再吸、再拔，反复多次称闪罐；若待火罐吸着后，一手扶住罐体，用力上下左右慢慢来回推动，称走罐，用于面积较大的部位；若患处皮肤消毒后，先用梅花针叩打或用三棱针浅刺出血，再行拔罐，留置 10 min 后，起罐消毒皮肤，称刺血拔罐。

6. 拔罐应用

（1）留罐　将罐吸附在体表后，使罐子吸拔留置于施术部位，一般留置 5~10 min；多用于风寒湿痹、颈肩腰腿疼痛。

（2）走罐　罐口涂万花油，将罐吸住后，手握罐底，上下来回推拉移动数次，至皮肤潮红；用于面积较大、肌肉丰厚的部位，如腰背；多用于感冒、咳嗽等病症。

（3）闪罐　罐子拔住后，立即起下，反复吸拔多次，至皮肤潮红；多用于面瘫。

（4）刺络拔罐　先用梅花针或三棱针在局部叩刺或点刺出血；再拔罐使罐内出血 3~5 ml；多用于痤疮等皮肤疾患。

7. 护理要点

（1）拔罐时应使患者保持舒适位置，拔罐部位须平整，肌肉较丰满处。骨骼突出、毛发较多处不宜拔罐。

（2）拔罐前应仔细检查罐口是否光滑，罐体有无裂痕，以免损伤皮肤，或中途罐体破裂、漏气。

（3）根据需拔罐的部位，选择大小适宜的火罐。拔罐动作需稳、准、快，点燃之棉球切勿烧烤罐口，以免烫伤皮肤。

（4）留罐期间，应为患者加盖衣被以免受凉。并应观察罐内皮肤隆起程度及皮色变化，即要防止吸力不够，火罐脱落，影响疗效，又要避免因拔罐时间过长、吸力过大而出现较大水泡。

（5）拔出脓、血者，应用无菌棉球清洗干净，并覆盖无菌纱布，若局部出现较大水泡，则以无菌针头刺破水泡下缘，抽出渗出液，涂以甲紫。必要时覆盖无菌纱布，防止感染。

（6）凡高热抽搐、癫狂、出现疾病、皮肤过敏、溃烂处、水肿及大血管处、孕妇的腹部、腰骶部均不宜拔罐。

六、注意事项

1. 拔罐部位的皮肤要平坦，肌肉应比较丰满，最好先洗净擦干。

2. 如用棉棒或棉球蘸酒精或用液酒精法，所用酒精不要过多，燃烧时注意不要将罐口烧热，以免烫伤局部皮肤。

3. 骨性突出部位、血管丰富部位，以及心尖搏动处、乳房等部位，一般不宜拔罐。

4. 拔罐可机械地刺激皮肤，反射地影响大脑皮层，通经活络。拔罐的种类有充血性火罐（罐吸引后达到皮肤潮红）、瘀血性火罐（罐吸引后达到皮下出血，皮肤呈紫点或紫斑）、感冒、头痛宜在太阳穴拔充血性火罐；支气管炎、哮喘可在背部肺俞穴拔瘀血性火罐。

5. 根据病情拔罐，一般为轮流取穴，一次不宜过多。局部瘀血尚未消退时，不应再于原部位重复拔罐。

6. 拔罐过程中，体位切勿移动，以免火罐脱落。

7. 拔罐时注意保温，防止受风着凉。

8. 防止灼伤或烫伤。局部如有烫伤时，可涂甲紫等药物。局部起水泡时，小的不需处理，消毒包扎即可；大的则应在消毒后用无菌空针吸出积液，保留疱膜，然后涂用清凉油，也可覆盖凡士林纱布及敷料后包扎，或用大黄、地榆、寒水石各等份，共研细面，用麻油调膏外敷。

9.皮肤有过敏、溃疡、水肿者，及大血管分布部位，不宜拔罐。高热抽搐者，以及孕妇的腹部、腰骶部，亦不宜拔罐。

第七节　埋线疗法护理规范

一、埋线疗法概念

埋药线疗法是针灸学、中药学和现代物理学理论相结合的产物，它通过针具和药线在穴位内产生的生物物理作用和生物化学变化，将其刺激信息和能量以及中药通过经络传入体内，而达到治疗疾病目的的一种复合性治疗方法。

二、适应证

埋线疗法适应证很广泛，一般来说，凡能用针刺疗法治疗的疾病，均可应用埋线疗法治疗。根据文献报道及临床实践，常见的适应证有以下几类。

1.疼痛性疾患：包括神经性疼痛、慢性炎变性疼痛、内脏疼痛等。如头痛、三叉神经痛、偏头痛、坐骨神经痛、关节炎性疼痛、胃脘痛、心绞痛等。

2.功能性疾患：包括神经性、精神性、内分泌性及内脏功能失调性等疾病。如眩晕、舞蹈症、神经官能症、心律不齐、高血压、胃肠神经官能症、神经衰弱、失眠、功能性子宫出血、月经不调、阳痿、遗精、不孕症、癔症、癫痫、精神分裂症、面肌痉挛、面神经麻痹、咽部异感症等。

3. 慢性疾病：包括内、外、妇，儿、五官、皮肤等各科慢性疾患。如内科的支气管炎、支气管哮喘、慢性胃炎、胃及十二指肠溃疡、胃下垂、中风、坐骨神经痛等。外科的颈椎病、肩周炎、慢性阑尾炎、胆囊炎等；妇科的月经不调、带下病、不孕症、子宫出血、经前期紧张综合征，更年期综合征；儿科的小儿脑瘫、百日咳、小儿遗尿、儿童多动症等；皮肤科的银屑病、神经性皮炎、荨麻疹等；五官科的鼻炎、视神经萎缩等。

4. 其他：随着临床实践及研究的发展，现在临床上除以上慢性疾病外，对急性病、传染性病等均可应用。如流行性感冒、乙型及甲型肝炎、心绞痛、肾绞痛、百日咳、肺结核等。

三、禁忌证

一般说来，人体所有穴位，除去如神阙、乳中等穴位不能埋线外，一般没有绝对的禁忌证，关键在于既要小心谨慎，认真负责，又有熟练的操作手法和正确掌握埋线方向角度及深度。但下列几种情况则应予注意。

1. 儿童患者禁用或慎用埋线。

2. 严重心脏病患者不宜使用，如必要时，不宜强刺激，埋入的羊肠线不宜长。

3.精神紧张、过劳或过饥者,禁用或慎用埋线,避免发生晕针。

4.妇女有习惯性流产者应禁用。

5.孕妇不宜在腰腹部及合谷、三阴交等穴埋线,月经期慎用。

6.不宜在皮肤破损处埋线,以免引起感染等不良后果。

7.关节腔内不宜埋线,以免影响关节活动及关节腔内发生感染。

8.禁针部位。

9.有出血倾向性疾病者。

10.皮肤局部有感染或有溃疡时不宜埋线,肺结核活动期骨结核、严重心脏病或妊娠期等均不宜使用本法。

四、评估要点

1.评估患者心理状况和体质敏感程度。

2.评估患者病情和对疼痛的耐受程度。

3.评估患者文化程度。

五、护理操作规范要点

1.操作方法

(1)严格消毒用碘伏消毒液消毒所取穴位。

(2)持针埋线术者戴上医用手套,用镊子把羊肠线穿入埋线针针尖内,左手绷紧皮肤,右手持针快速刺入皮内,得气后左手将针芯往里推,右手将针头往外抽,将羊肠线留在穴位皮下组织或肌层内，然后将针退出。

（3）胶布敷贴用创可贴敷贴在针孔处，1天后取下。

（4）埋线疗法的治疗时间及疗程的决定，一是根据疾病的性质、程度而定，二是根据埋线方法和羊肠线吸收情况而定。一般急性患者可 3~5 天埋线 1 次，亚急性可 7~10 天埋线 1 次，慢性病可 15~30 天埋线 1 次。疗程也是根据病情灵活掌握，一般病变可 2~3 次为一个疗程，慢性病 3~5 次为一个疗程，顽固性甚至 10 次为一疗程。一个疗程完后可间隔休息一定时间，一般以间隔 1~2 次埋线时间。

2. 埋线方法

（1）注线法　用镊子夹取一段已消毒备用的羊肠线（长短粗细根据病情和埋线部位确定），从针突孔放置在腰椎穿刺针套管的前端，从套管尾孔插入一段针芯。医生用右手拇、示指捏住针柄，左手用棉球夹住套管中下段，在皮丘处快速刺入皮下，按患者胖度及部位情况及补泻要求选择直刺、斜刺或平刺及针刺深度，当出现针感后施行补泻及行针手法，然后边推针芯边退针管，将羊肠线推注进穴位皮下或肌层，针孔处敷盖消毒纱布或创可贴。

（2）植线法　剪取一根 2~4 cm 长的羊肠线，置于埋线针针尖缺口，两端用血管销夹住线圈挂在缺口上，医者右手持针，左手持钳，针尖缺口向下以 15~40° 角刺入，当针头缺口进入皮内后，松开血管钳，右手持续进针直至羊肠线头完全埋入皮下，再进针 0.5 cm（或刺至需要深度），随后把针退出，用棉球或纱布压迫针孔片刻，再外盖敷料。

埋线多选用肌肉比较丰满的部位穴位，以腰部及腰部穴最常用，选穴原则与针刺疗法相同，但取穴要精简。每次埋线 1~3 穴，可间隔 2~4 周治疗 1 次。

（3）穿线法　在穴位两侧或上下两端 1~2 cm 处常规消毒局麻后，医者用左拇指和食指捏起两皮丘间皮肤，用持针钳夹住穿有羊肠线的皮肤缝合针，从一侧局麻点刺入，穿过穴位下方的皮下组织或肌层，从对侧局麻点穿出，捏起两端羊肠线来回牵拉，使穴位产生酸、麻、胀感后，将羊肠线贴皮剪断，放下两针孔间皮肤，使线头缩入皮内，用无菌纱布包扎 5~7 天。

（4）切埋法　在选取的穴位或部位消毒局麻，用手术刀尖切开穴位处皮肤 0.5~1 cm，先将血管钳探到穴位深处，经过浅筋膜达肌层探找敏感点按摩数秒钟，休息 1~2 min，然后用 0.5~1.0 cm 长的羊肠线 4~5 根埋于肌层内。羊肠线不能埋在脂肪层或过浅，以防止不易吸收或感染。切口处用丝线缝合一针，盖上敷料，3~5 天拆线。

（5）割埋法　在局麻皮丘上，用手术刀纵行切开皮肤 0.5 cm，用特制的小拉钩，或钝性探针在穴位底部，上下左右拉动按摩，适当摘除脂肪或破坏筋膜，用力要轻柔，使之产生强烈刺激后，将羊肠线植入穴位底部，无菌包扎 5 天。

（6）扎埋法　先在选取的穴位或神经运动点及其两侧各 1.5~3.5 cm 的皮肤上用甲紫做出标志。然后按手术常规严格消毒，无菌操作，在局部处进行浸润麻醉。用手术刀尖顺皮肤纹理切开皮肤全层，切口长 3~5 cm。将血管钳从切口斜插到肌层，找到敏感点后做适当按摩弹拨 2~4 min，使之产生酸胀感，刺激强度以患者能耐受为度。用持针钳夹住带羊肠线的大号三角缝合针（或大圆缝针），由切口进入，经穴下深部肌层至对侧麻醉点穿出皮肤，用手指握住羊肠线两端来回抽动，呈拉锯状刺激数次，再从出针孔进针，经穴下浅肌层或筋膜层，由原切口穿出。将羊肠线打结，剪去线头，将线结埋入切口深处，再缝合切口，局部按摩后消毒包扎，切口有黄水渗出勿挤压。

3. 护理要点

（1）局部皮肤感染溃疡、感冒发热、月经期、有出血倾向者均不宜埋线；神经干及大血管分布的表浅部位避免埋线，以防损伤；胸背部埋线不宜过深，防止伤及内脏。

（2）羊肠线不宜外露，根据穴位不同部位，选择埋线的角度和深度，如局部有结节，可做局部剥离、松解。

（3）术后 1~2 天不污染针孔，埋线 3 天内不吃鱼腥及发物；埋线后局部轻度红肿热痛、轻度发热乏力属正常现象。

六、注意事项

1. 严格无菌操作，防止感染，三角针埋线时操作要轻、准、防止断针。

2. 埋线最好在皮下组织与肌肉之间，肌肉丰满的地方可埋入肌层，羊肠线头不可暴露在皮肤外面。

3. 根据不同部位，掌握埋线的深度，不要伤及内脏、大血管和神经干，以免造成功能障碍和疼痛。

4. 羊肠线用剩后，可浸泡 75% 酒精中，或用苯扎氯铵处理，临用时再用生理盐水浸泡。

5. 在一个穴位上作多次治疗时，应偏离前次治疗的部位。

6. 头眼部血管丰富，易出血，埋线时要缓慢进出针，出针后用于棉球按压针眼片刻，防止出血和皮下血肿出现。

7. 埋线后应休息 3~7 天，局部不要沾生水，夏天每天应更换敷料。如有感染，应按炎症处理。

8. 通过埋线，患者症状控制后，最好再埋线 1~2 次以巩固疗效。有慢性病要埋线 3~4 次后才开始见效，患者不应随意停止治疗。

9. 用扎埋法时应注意

（1）结扎穴位要抓住重点，分次进行，一次结扎不宜太多。

（2）结扎不能妨碍正常活动。结扎松紧要适当，不能过深或过浅，一般病程短、体质壮者线可穿得浅些，扎得紧些，病程长、体质弱者及肌腱移行处线穿得深些，扎得松些。肌腱部位则只穿线而不结扎。

（3）结扎后有少量出血，一般加压包扎即可。若出血多而不止，可能损伤血管，则要抽线后加压止血。

（4）结扎后一般可有轻度疼痛，持续 3~5 天，如持续性剧痛，活动受限制，可能系结扎过紧所致，应将结扎线剪断放松，可不必抽线。

10. 注意术后反应。一种属于正常反应，由于刺激损伤及羊肠线刺激，在 1~5 天内，局部出现红、肿、热、痛等无菌性炎症反应。少数病例反应较重，切口处有少量渗出液，亦属正常现象，一般不需要处理，若渗液较多凸出皮肤表面时，可将乳白色渗液挤出，用 70% 酒精棉球擦去，覆盖消毒纱布。施术后患肢局部温度也会升高，可持续 3~7 天。少数患者可有全身反应，即埋线后 4~24 h 内体温上升，一般约在 38℃，局部无感染现象，持续 2~4 天体温恢复正常。埋线后还可有白细胞总数及中性多形粒细胞计数的增高现象，应注意观察。

另一种则是异常反应，有以下几种情况：

（1）少数患者因治疗中无菌操作不严或伤口保护不好，造成感染，一般中治疗后 3~4 天出现局部红肿，疼痛加剧，并可伴有发热，应予局部热敷及抗感染处理。

（2）个别患者对羊肠线过敏，治疗后出现局部红肿、瘙痒、发热等反应，甚至切口处脂肪液化，羊肠线溢出，应适当作抗过敏处理。

（3）神经损伤。如感觉神经损伤，会出现神经分布区皮肤感觉障碍。运动神经损伤，会出现神经支配的肌肉群瘫痪。如损伤坐骨神经、腓神经，会引起足下垂和足大趾不能背屈。发生此种现象，应及时抽出羊肠线，并经予适当处理。

第八节　电针疗法护理规范

一、电针疗法概念

电针疗法是指在刺入腧穴的针具上，用电针机通电，将电流刺激和针刺结合起来治疗疾病的方法。一般是在毫针针刺的基础上，通过针体对机体导入不同性质的电流。

二、适应证

电针疗法的应用范围很广，除一般针刺的适应证外，还可用作针刺麻醉、电针休克等。

电针疗法目前常用于瘫痪、麻痹、肌萎缩、神经痛、精神病、脑血管意外后遗症、小儿麻痹后遗症、胃肠疾病、心绞痛、高血压等疗效较好。胆道蛔虫病、胆石症、尿路结石、内脏下垂、尿失禁、尿潴留等。各种痛症，痹症，痿症，心、胃、肠、胆、膀胱、子宫等器官的功能失调，癫狂，肌肉、韧带、关节的损伤性疾病等。

在针刺麻醉手术中，电针更有独特的优点。

三、禁忌证

1. 带有心脏起搏器、心血管支架的患者禁止使用。

2. 极少数对电流特别敏感的患者，使用后若有不适，暂停用本仪器进行治疗。

3.疲乏、饥饿或精神高度紧张时。

4.皮肤有感染、瘢痕或肿痛部位，出血倾向及高度水肿。

5.小儿囟门未闭合时的头顶腧穴部位。

四、评估要点

1.评估患者心理状况和体质状况。

2.评估患者病情状况和针刺部位皮肤情况。

3.评估患者文化程度和对疼痛的耐受程度。

五、护理操作规范要点

1.用物准备：治疗盘、75% 的酒精、无菌棉球、无菌毫针盒、一次性针灸针、无菌棉签、清洁弯盘、电针仪、屏风等。

2.术者按要求要求着装，洗手、戴口罩。

3.核对、解释、评估。携用物至床旁，再次核对患者。

4.协助患者松开衣着，按针刺部位取适宜体位。

5.选好腧穴后，先用拇指按压穴位，询问患者有无感觉。

6.消毒进针部位，选取合适的毫针，检查针柄是否松动、针尖是否有钩等，术着消毒手指。

7.根据针刺部位，选择相应的针刺方法，正确进针。

8.得气后调节针感，打开电针仪，根据患者的病情调节波形、波幅、波宽、频率等。时间为 30 min。

9.治疗结束后，先关电源，再起针，检查针数。

10. 协助患者穿衣，安置舒适卧位，整理床单元。

11. 整理用物，洗手，记录并签名。

12. 护理要点

（1）在使用电针机前，必须先把强度调节旋钮调至零位（无输出），再将电针机上每对输出的两个电极分别连接在两根毫针上。

（2）一般将同一对输出电极连接在身体的同侧，在胸、背部的穴位上使用电针时，不可将两个电极跨接在身体两侧，更不应让电流从心脏部位穿过。通电时调节电钮，使电量从无到有，由小到大。切忌由大到小，或忽有忽无，忽小忽大。电量的大小因人而异，一般以患者感到舒适为度。

（3）临床治疗，一般持续通电 15 min 左右，从低频到中频，使患者出现酸、胀、热等感觉或局部肌肉作节律性的收缩。

（4）单穴使用电针时，可选取有主要神经干通过的穴位（如下肢的环跳穴等），将针刺入后，接在电针机的一个电极上，另一极则接在用水浸湿的纱布上，作为无关电极，固定在同侧经络的皮肤上。如果在互相邻近的一对穴位上进行电针时，两根毫针之间要以干棉球相隔，以免短路，影响疗效，损坏机器。

（5）治疗结束后，应先将电量降至零值，关闭电源，然后从针柄上除去电极夹，并将刺入组织的毫针拔出。术终还要注意清点针数，检查针刺部位，以免发生遗针或继发出血。

六、注意事项

1.每次治疗前，检查电针器输出是否正常。治疗后，须将输出调节电钮等全部退至零位，随后关闭电源，撤去导线。

2.电针感应强，通电后会产生肌收缩，须事先告诉患者，让其思想上有所准备，便能更好地配合治疗。电针刺激强度应逐渐从小到大，不要突然加强，以免出现晕厥、弯针、断针等异常现象。

3.患有严重心脏病者，在应用电针时应严加注意，避免电流回路经过心脏。在邻近延髓、脊髓部位使用电针时，电流的强度要小些，切不可做强电刺激，以免发生意外。

4.在左右两侧对称的穴位上使用电针，如出现一侧感觉过强，这时可以将左右输出电极对换。对换后，如果原感觉强的变弱，而弱的变强，则这种现象是由于电针器输出电流的性能所致。如果无变化，这说明是由于针刺在不同的解剖部位而引起。

5.曾作为温针使用过的毫针，针柄表面往往因氧化而导电不良，有的毫针柄是用铝丝绕制而成，并经氧化处理成金黄色，导电性能也不好。这类毫针最好不用，如使用须将输出电极夹在针体上。

6.在使用电针时，如遇到输出电流时断时续，往往是电针器的输出部分发生故障或导线根部有断损，应修理后再用。

7.毫针经多次使用后，针身容易产生缺损，在消毒前应加以检查，以防断针。

第九节 刮痧疗法护理规范

一、刮痧疗法概念

刮痧疗法是用边缘光滑的嫩竹板、瓷器片、小汤匙、铜钱、硬币、玻璃，或头发、苎麻等工具，蘸食油或清水在体表部位进行由上而下、由内向外反复刮动，用以治疗有关的疾病。

二、适应证

本疗法临床应用范围较广。以往主要用于痧症，现扩展用于呼吸系统和消化系统等疾病。

1.痧症（多发于夏秋两季，微热形寒，头昏、恶心、呕吐，胸腹或胀或痛，甚则上吐下泻，多起病突然）：取背部脊柱两侧自上而下刮治，如见神昏可加用眉心、太阳穴。

2.中暑：取脊柱两旁自上而下轻轻顺刮，逐渐加重。

3.伤暑表证：取患者颈部痧筋（颈项双侧）刮治。

4.伤暑里证：取背部刮治，并配用胸部、颈部等处刮治。

5.湿温初起（见感冒、厌食、倦怠、低热等症）：取背部自上而下顺刮，并配用苎麻蘸油在腘窝、后颈、肘窝部擦刮。

6.感冒：取生姜、葱白各 10 g，切碎和匀布包，蘸热酒先刮擦前额、太阳穴，然后刮背部脊柱两侧，也可配刮肘窝、腘窝。如有呕恶者加刮胸部。

7. 发热咳嗽：取颈部向下至第四腰椎处顺刮，同时刮治肘部、曲池穴。如咳嗽明显，再刮治胸部。

8. 风热喉痛：取第 7 颈椎至第 7 胸椎两旁（蘸盐水）刮治，并配用拧提颈部前两侧肌肉（胸锁乳突肌）约 50 次。

9. 呕吐：取脊柱两旁自上而下至腰部顺刮。

10. 腹痛：取背部脊柱旁两侧刮治。也可同时刮治胸腹部。

11. 疳积：取长强穴至大椎穴处刮治。

12. 伤食所致呕吐腹泻：取脊椎两侧顺刮。如胸闷、腹胀剧痛，可在胸腹部刮治。

13. 头昏脑涨：取颈背部顺刮。配合刮治或按揉太阳穴等。

14. 小腿痉挛疼痛：取脊椎两旁（第 5 胸椎至第 7 腰椎）刮治，同时配用刮治腘窝。

15. 汗出不畅：取背部、胸部顺刮。如手脚出汗不畅者，可在肘部、腘窝处刮治。

16. 风湿痹痛：取露蜂房 100 g，用酒浸 3 日后，蘸酒顺刮颈、脊柱两旁，同时取腘窝、肘部或痛处刮治，每日 2 次。

三、禁忌证

1. 凡危重病症，如急性传染病、重症心脏病、高血压、中风等，应即送医院治疗，禁用本疗法。

2. 凡刮治部位的皮肤有溃烂、损伤、炎症均不能用本疗法，如初愈也不宜采用。

3.饱食后或饥饿时，以及对刮痧有恐惧者忌用本疗法。

四、评估要点

1.评估患者病情是否危重，是否适合本疗法。

2.评估患者刮治部位皮肤情况。

3.评估患者心理素质。

五、护理操作规范要点

1.先暴露患者的刮治部位，用干净毛巾蘸肥皂，将刮治部位洗擦干净。

2.刮治手法：施术者用右手拿取操作工具，蘸植物油或清水后，在确定的体表部位，轻轻向下顺刮或从内向外反复刮动，逐渐加重，刮时要沿同一方向刮，力量要均匀，采用腕力，一般刮10~20次，以出现紫红色斑点或斑块为度。

3.一般要求先刮颈项部，再刮脊椎两侧部，然后再刮胸部及四肢部位。

4.四肢部位：从大腿开始，向下刮，每次只能刮一个方向 不能像搓澡一样来回的刮，静脉曲张者则需由下往上刮。

5.如果有出血性疾病，比如血小板减小症者无论头部还是其他部位都不能刮痧。如果有神经衰弱，最好选择在白天进行头部刮痧。

6.刮痧一般约 20 min，或以患者能耐受为度。

7. 护理要点

（1）医治刮痧时应避风和注重保暖，应避酷寒与风口。

（2）下肢静脉曲张者，宜由下而上选用相应办法。

（3）不要运用其他的代用品刮痧（如铜钱、塑料晶、瓷器、红花油，好得快）。

（4）刮痧出痧后饮一杯温开水（最好为淡糖盐水），并歇息 15~20 min。

（5）头部，脸部不用抹油，保健刮可隔衣刮拭。治病出痧，有必要运用专门的刮痧油。

（6）每次只医治一种病症。每次医治时刮拭时间不行过长，严肃把握每次刮痧只医治一种病症的准则。

（7）要知道病况，辨证施治，审病求因，断定刮拭的部位。

（8）刮痧后洗浴的时辰：医治刮痧后，通常约 3 h 即可洗浴。

（9）依据患者病情、寒热、表里、阴阳选用办法。

（10）不要面向电风扇刮痧、尽量避风。

（11）刮完，在痧退后再刮痧，平常能够补刮，以加强退痧效果。

（12）刮痧出痧后 30 min 以内忌洗凉水澡。

（13）刮痧之前，为了避免划破肌肤，还要在肌肤外表涂一层润滑剂，香油、色拉油都能够用。最好选用专门的刮痧油。

（14）刮痧时，有一定量的毛细血管出血，然后再行吸收，这是增加抵抗力的一种办法。

（15）保健刮痧，不用抹油，不用刮出痧来，从头到足每个部位，每条经脉都，刮拭 8 次，每天 3~10 min。

（16）怕疼的患者，可先泡热水澡或热敷再刮痧，以减轻痛苦。

六、注意事项

1. 治疗时，室内要保持空气流通，如天气转凉或天冷时应用本疗法要注意避免感受风寒。

2. 不能干刮，工具必须边缘光滑，没有破损。

3. 初刮时试 3~5 下即见皮肤青紫而患者并不觉痛者，为本疗法适应证。如见皮肤发红患者呼痛，则非本方法适应证，应送医院诊治。

4. 要掌握手法轻重，由上而下顺刮，并时时蘸植物油或水保持润滑，以免刮伤皮肤。

5. 刮痧疗法的体位可根据需要而定，一般有仰卧、俯卧、仰靠、俯靠等，以患者舒适为度。

6. 刮痧的条数多少，应视具体情况而定，一般每处刮 2~4 条，每条长 2~3 cm 即可。

7. 刮完后应擦干油或水渍，并在青紫处抹少量祛风油，让患者休息片刻。如患者自觉胸中郁闷，心里发热等，再在患者胸前两侧第三、四肋间隙处各刮一道即可平静。

8. 刮痧后患者不宜发怒、烦躁或忧思焦虑，应保持情绪平静。同时，忌食生冷瓜果和油腻食品。

9. 如刮痧后，病情反而更加不适者，应即送医院诊治。

第十节　掐法护理规范

一、掐法概念

掐法是指以指端（多以拇指端）甲缘重按穴位，而不刺破皮肤的一种治疗方法，称掐法。又称切法、爪法。明·方贤《奇效良方·针灸门》："掐者，凡下针于所部分经络，用手上下掐抹之，使气往来，推之则行，引之则止"。

二、适应证

掐法适用于头面及手足部痛觉敏感的穴位，如人中、老龙（出自《幼科铁镜》，位于中指爪甲根部正中后 0.1 寸处，主治惊风，高热抽搐，虚脱气闭，昏迷不醒等）、十王（十王为经外奇穴名，出《外台秘要》，于手足十指背侧，沿爪甲根正中点向皮肤部移行约 0.1 寸处，指甲根后正中赤白肉际处，左右计 20 穴）等穴。可达开窍醒脑，回阳救逆之效，主治小儿惊风、昏厥、中风不语、头晕、昏厥、阳痿、癔症发作。中风不语、头晕、昏厥、癔症发作等。

三、禁忌证

掐法是强刺激手法之一，不宜反复长时间应用，更不能掐破皮肤。掐后用揉法，以缓和刺激，减轻局部的疼痛或不适感。

四、评估要点

1. 评估患者疾病情况。

2. 评估患者心理状况和体质情况。

2. 评估患者对疼痛的敏感性。

3. 评估患者文化程度和认知程度。

五、护理操作规范要点

1. 术时手指垂直用力按压，用力由轻到重，不能抠动，以免掐破皮肤。

2. 掐后常继以按揉，以缓和刺激，减轻局部疼痛感。

3. 掐法次数一般掌握在 5~6 次，不宜反复长时间应用。

4. 掐法为重刺激手法，取穴要准。

5. 术时有酸、麻、胀、疼痛感觉。

六、注意事项

（1）要垂直向下用力，不可抠动，以免损伤治疗部位的皮肤。

（2）掐后可在治疗部位上用拇指螺纹面轻揉以缓解疼痛。

第十一节　捏脊疗法护理规范

一、捏脊疗法概念

捏脊疗法是指用双手拇指指腹和食指中节靠拇指的侧面在小

儿背部皮肤表面循序捏拿捻动的一种治病的方法。常用于治疗小儿"疳积"之类病症，所以又称"捏积疗法"，属于小儿推拿术的一种。

二、适应证

捏脊疗法有疏通经络、调整阴阳、促进气血运行、改善脏腑功能以及增强机体抗病能力等作用。在健脾和胃方面的功效尤为突出。临床常用于治疗小儿疳积、消化不良、厌食、腹泻、呕吐、便秘、咳喘、夜啼等症。此外，也可作为保健按摩的方法之一。

现代捏积疗法主要用在营养不良、消化功能紊乱、贫血、佝偻病、厌食证等的治疗，也有用于治疗急、慢性痢疾，遗尿症，神经官能症，高血压的。捏积疗法适用于疳积、厌食、腹痛、呕吐、便秘等消化系统疾病；神经系统疾病，如睡眠障碍、小孩脾气急躁、爱哭闹等。从现代医学角度来讲，疳积包括消化不良、营养不良、消化功能紊乱、肠道寄生虫病，以及由于上述疾病迁延不愈而并发的贫血、佝偻病和多种维生素缺乏症。

三、禁忌证

1. 当小儿出现如感冒、急性腹泻等急性疾病时，不适宜行捏脊疗法，需驱逐病邪后才能行捏脊疗法。

2. 脊柱部皮肤破损，或患有疖肿、皮肤病者，不可使用本疗法。伴有高热、心脏病或有出血倾向者慎用。

四、评估要点

1. 评估患者疾病情况是否适于捏脊疗法。

2. 评估患者体质情况和对疼痛的敏感性。

五、护理操作规范要点

1. 捏脊

（1）捏脊的具体操作方式有两种：一种是用拇指指腹与食指、中指指腹对合，挟持肌肤，拇指在后，食指、中指在前。然后食指、中指向后捻动，拇指向前推动，边捏边向项枕部推移。另一种是手握空拳，拇指指腹与屈曲的食指桡侧部对合，挟持肌肤，拇指在前，食指在后。然后拇指向后捻动，食指前推动，边捏边向项枕部推移。上述两种方法可根据术者的习惯和使用方便而选用。

（2）两手沿脊柱两旁，由下而上连续地挟提肌肤，边捏边向前推进，自尾骶部开始，一直捏到项枕部为止（一般捏到大椎穴，也可延至风府穴）。重复3~5遍后，再按揉肾俞穴2~3次。一般每天或隔天捏脊1次，6次为一个疗程。慢性疾病在一个疗程后可休息1周，再进行第二个疗程。

2. 捏脊操作方法

（1）捏脊的部位为脊背的正中线，从尾骨部起至第七颈椎。即沿着督脉的循行路线，从长强穴直至大椎穴。如头面部症状明显（目红赤、痒涩畏光、鼻腔红赤、牙齿松动、牙龈溃烂、面黄肌瘦、唇红烦渴、面红烦急、惊悸咬牙等）者，可捏至风府穴。捏拿完毕，再按肾俞穴。

（2）施术时患者的体位以俯卧位或半俯卧位为宜，务使卧平、卧正，以背部平坦松弛为目的。

（3）在捏脊的过程中，用力拎起肌肤，称为"提法"。每捏三次提一下，称"捏三提一法"；每捏五次提一下，称"捏五提一法"；也可以单捏不提。其中，单捏不提法刺激量较轻，"捏三提一法"最强。

（4）施术时可根据脏腑辨证，在相应的背俞穴部位上用力挟提，以加强针对性治疗作用。如厌食提大肠俞、胃俞、脾俞；呕吐提胃俞、肝俞、膈俞；腹泻提大肠俞、脾俞、三焦俞；便秘提大肠俞、胃俞、肝俞；多汗提肾俞、照明俞、肺俞；尿频提膀胱俞、肾俞、肺俞；烦躁提肝俞、厥阴俞、心俞；夜啼提胃俞、肝俞、厥阴俞；失眠提肾俞、脾俞、肝俞；呼吸系统病症提肾俞、肺俞、风门等。

3. 护理要点

（1）时段　捏脊最好在小儿早上起床后或晚上临睡前进行，疗效较好，小儿的配合度也较高。捏脊前要先脱去小儿的衣服，露出整个背部，让小儿保持平趴的姿势，力求背部平、正、肌肉放松。

（2）温度　捏脊时室内温度要适中，捏脊者的指甲要修整光滑，以免划伤小儿的细嫩皮肤。捏脊者的手部要先暖一暖，不要用冰凉的手给小儿进行捏脊，以免小儿受到刺激无法平趴，或者让宝宝受冻生病。捏脊的手法宜轻柔、敏捷,用力及速度要均等,捏脊中途最好不要停止。

(3)时间 捏脊时,最好是晨起时或晚睡时捏脊,不要在饭后一小时内捏脊,不要在小儿哭闹或睡着时捏脊。每次捏脊的时间不宜太长,以 3~5 min 为宜,以免宝宝身体裸露时间过长,导致着凉感冒。

(4)手法

①开始做时手法宜轻巧,以后逐渐加重,使小儿慢慢适应。

②要捏捻,不可拧转。

③捻动推进时,要直线向前,不可歪斜。

(5)年龄 婴儿必须在会翻身自行俯卧时才可以给予捏脊疗法,若婴儿太小,就强行将其行俯卧位,可能造成婴儿不必要的扭伤,甚至在捏脊过程中出现窒息。因此,捏脊疗法适于半岁以上到 7 岁左右的宝宝。年龄过小的宝宝皮肤娇嫩,掌握不好力度容易造成皮肤破损;年龄过大则因为背肌较厚,不易提起,穴位点按不到位而影响疗效。

六、注意事项

1.本疗法一般在空腹时进行,饭后不宜立即捏拿,需休息 2 h 后再进行。

2.施术时室内温度要适中,手法宜轻柔。

3. 体质较差的小儿每日次数不宜过多，每次时间也不宜太长，以 3~5 min 为宜。

4. 在应用此法时，可配合刺四缝、开四关、药物、针刺、敷脐等疗法，以提高疗效。

第十二节　按摩疗法护理规范

一、按摩疗法概念

运用手、指的技巧，在人体皮肤、肌肉组织上连续动作来治病，这种方法，叫做按摩疗法。

二、适应证

扭伤、关节脱位、腰肌劳损、肌肉萎缩、偏头痛、前头后头痛、三叉神经痛、肋间神经痛、股神经痛、坐骨神经痛、腰背神经痛、四肢关节痛［包括肩、肘、腕、膝、踝、指（趾）关节疼痛］。

面神经麻痹、面部肌肉痉挛、腓肠肌痉挛。因风湿而引起的，如肩、背、腰、膝等部的肌肉疼痛，以及急性或慢性风湿性关节炎、关节滑囊肿痛和关节强直等症。

其他如神经性呕吐、消化不良症、习惯性便秘、胃下垂、慢性胃炎、失眠、遗精、慢性腹泻、遗尿以及妇女痛经与神经官能症等，都可考虑使用或配合使用按摩手法。

三、禁忌证

1. 各种急性传染病、急性骨髓炎、结核性关节炎、传染性皮肤病、皮肤湿疹、水火烫伤、肤溃疡、肿瘤以及各种疮疡等症。

2. 孕妇不能按摩肩井穴、合谷穴、三阴交穴、昆仑穴、小腹部、腰骶部和髋部；女性经期不应做腰骶部与双髋部的按摩。

3. 某些久病过分虚弱的、素有严重心血管病的或高龄体弱的患者，均禁忌按摩。

4. 传染性疾病，脓毒血症，精神病，疾病的急性期病情危重，有高热，神志不清，血液病有出血倾向，结核，恶性肿瘤，按摩局部有较严重的皮肤病、皮肤损伤或炎症（如蜂窝组织炎、丹毒、脓肿、骨髓炎等），均不适应按摩治疗。

5. 骨折未愈合、韧带和肌肉断裂的固定期，均不宜按摩治疗。

6. 年老体弱、血压过高，以及心、肺、肾等重要脏器功能严重损害者，应慎用或禁用按摩治疗。

四、评估要点

1. 患者能理解治疗目的并积极配合操作。

2. 局部皮肤有无破损。

3. 患者感觉温暖、舒适，病情好转对操作满意，达到了护理目的。

五、护理操作规范要点

临床上使用 按摩手法的种类很多，学派不一，动作不同。按其作用力的方向可分为如下 5 种。

1.推揉类（平面用力手法）有推法、揉法、摩法、擦法、抹法。

（1）推法　用手指或手掌在人体某一个部位或穴位上做前后、上下或左右的推动。推法在应用时所用的力量须由轻而重，根据不同部位而决定用力大小。用力大时，作用达肌肉、 内脏；用力小时，作用达皮下组织。一般频率 50~150 次 / 分，开始稍慢，逐渐加快。推法根据不同的部位和病情可分为拇指推、手掌推、肘尖推、拳推。

推法的主要作用是舒筋活血，解痉止痛，增加皮肤强性，促进肌肉生长，消除疲劳和使肌肉放松。

（2）揉法　用手指或手掌面在身体某个部位做回旋揉动。

揉法的作用力一般不大，仅达到皮下组织，但重揉时要作用到肌肉。频率较慢 50~100 次 / 分，一般是由轻到重再至轻。此种手法较温和，多在疼痛部位或强手法刺激后使用，也可在放松肌肉、解除局部痉挛时用。操作时手指和手掌应紧贴皮肤，与皮肤之间不能移动，而皮下的组织被揉动，幅度可逐渐扩大。根据按揉的部位不同可分为拇指揉、 大鱼际揉、肘揉、掌揉等等。

揉法的主要作用是消肿止痛,活血化瘀,消积理气,助消化等。

（3）摩法　用手指或手掌在身体某一部位或穴位上，做皮肤表面顺、逆时针方向的回旋摩动。操作时指或掌不要紧贴皮肤，在皮肤表面做回旋性的摩动，作用力温和而浅，仅达皮肤与皮下。摩法的频率根据病情的需要而定，一般慢的 30~60 次 / 分，快的 100~200 次 / 分。此法多用单手摩，也可用双手摩。常用在按摩的开始，或疼痛较剧烈的部位及用强手法按摩后，使肌肉放松。摩法转动方向一般是顺时针方向运动，摩法根据不同部位有指摩、掌摩、掌根摩三种。

摩法的主要作用是疏气活血，消肿止痛，消积导滞，健脾和胃，调补脏腑，增强皮肤弹性等。

（4）抹法　用手指或手掌平伏按于按摩部位后，以均衡的压力抹向一边的一种手法。其作用力可浅在皮肤，深在肌肉。其强度不大，作用柔和。一般常用双手同时操作，也可单手操作。根据不同的部位有指抹、掌抹、理筋三种方法。抹法不同于推法，它的着力一般较推法为重，推法是单方向的移动，抹法则可根据不同的治疗位置任意往返移动。抹法的频率也较推法慢。

抹法的主要作用是开窍，镇静，清醒头目，扩张血管和增加皮肤弹性等。

（5）擦法　用手指或手掌在皮肤上来回摩擦的一种手法。其作用力浅，仅作用于皮肤及皮下。其频率较高，达 100~200 次 / 分。对皮肤引起反应较大，常要擦到皮肤发红，但不要擦破皮肤，故在操作时多用介质润滑，防止皮肤受损。此法可单手操作，根据不同的部位有指擦和手掌擦。

擦法的主要作用是益气养血，活血通络，加快血液循环，消肿止痛，祛风除湿，湿经散寒等。

2.按拍类有按法、掐法、拨法、振法、弹法、拍捶法、踩跷法、滚法。

（1）按法　用手指或手掌在身体某处或穴位上用力向下按压。按压的力度可浅到皮肉，深达骨骼、关节和部分内脏处。操作时按压的力量要由轻而重，使患部有一定压迫感后，持续一段时间，再慢慢放松。也可以有节律的一按一松，这种按压法在操作时一定要注意按压的强度与频率，不可过重、过急，应富有弹性。按法在施术时根据不同部位，不同疾病及不同治疗目的，可分为拇指按、中指按、拳按、掌按、肘按。此外，尚有利用按摩工具按压等。

按法的主要作用是通经活络，散瘀止痛，矫正畸形等等。

（2）掐法　用拇指、中指或食指在身体某个部位或穴位上，做深入并持续的掐压。掐法刺激较强，常用于穴位刺激按摩。操作时用力须由小到大，使其作用为由浅到深。掐法用在穴位时，可有强烈的酸胀感觉称"得气"反应。掐法也可称指针法，是以指代针的意思。另与掐法近似的一种指切法，是用一手或两手拇指做一排排轻巧而密集的掐压，边掐边向前推进。此法一般用于组织肿胀时，将其向前 方推散，而使肿胀散开。

掐法的主要作用是刺激穴位，疏通经脉，消肿散瘀，镇静安神，开窍等。

（3）拨法　将手指端嵌入软组织缝隙中，然后做横向的拨动。

拨法的刺激很强，局部可有酸胀反应，用的力更应以患者能忍受为度。另有一种称刮法，也是用手指端摸到软组织有肥厚或硬结处做刮拨的手法。刮拨的方向可根据病变部位走向而定。

拨法和刮法的主要作用是缓解肌肉痉挛，松解组织粘连，舒筋通络，滑利关节，消肿止痛等。

（4）振法　用指端或手掌紧压身体某一部位或穴位上做持续震颤的一种手法。操作时主要依靠前臂和手都的肌肉持续用劲发力，使力量集中于指端或手掌，形成震动力，使按摩部位随之而发生震颤。操作时要着力实而频率快，使其有向深部渗透的感觉。有些部位的穴位振法，用手振比较累，可以使用电振器做治疗。通常每个穴位可做 1 min 左右。振法可单手操作，也可用双手重叠操作。根据治疗部位不同可分为指振法、掌振法和电振法三种。

振法的主要治疗作用是放松肌肉，调节神经，解痉止痛，消除疲劳等。

（5）弹法　用手指背面弹打身体某一部位的方法。弹时用拇指或中指扣住食指，然后食指发出拨动滑脱，使食指指背在背部着力弹打。弹打的强度需由轻而重，着力也要有弹性，以不引起疼痛为宜。此手法多用单手操作，适用于关节部位，弹时可沿关节周围进行。

弹法的主要作用是通利关节，放松肌肉，祛风散寒，消除疲劳等。

（6）拍捶法　用手指或手掌轻巧地拍打身体某一部位的方

法叫拍法，用空心拳或拳侧面捶击身体某部位的方法为捶法。 拍法着力较轻，多用于胸廓、背部及表浅的关节部位；捶法作用力较重，可达肌肉、关节与骨骼。捶法轻而缓慢的操作可使筋骨舒展，重而快速的捶击可使肌肉兴奋。不论拍、捶在操作时要以腕发力，由轻而重，由慢而快，或一阵快，一阵慢交替操作。动作要协调、灵活，着力要有弹性。可单手操作，也可双手操作。根据病变部位不同而分别选用拍、捶的治疗方法。 拍法可分为指拍、指背拍和掌拍。捶法可分为直拳捶、握拳捶和侧拳锤。

捶法的主要作用是行气活血，放松肌肉，祛风散寒，消除肌肉疲劳，缓解局部酸胀等。

（7）踩跷法（也称脚踩法） 用脚掌踩踏人体某一部位并做各种动作的一种方法。可以脚同时踩按，也可两脚交替踩按。在踩踏时以脚掌前部着力于治疗部位，一松一踩，力量要适宜，切不可过力。频率要慢，做腰部治疗时应与患者呼吸相配合，切忌迸气。在治疗时，若患者不愿配合或要求停止治疗，决不能勉强。此法多用于腰骶部及四肢的近侧部。一般常用于腰椎间盘病变的治疗。 踩跷法是按、压、揉、推几种手法的结合，且按摩强度较大。此法应用时要慎重，对年老体弱、小儿均不宜用。

（8）擦法 用手背部着力在身体上滚动的一种手法。操作时将掌指关节略为屈曲，以手掌背部近小指侧部分，紧贴于治疗部位上，连续摆动腕掌部，进行前臂旋转和腕关节屈伸的协调运动。为了使滚动力集中到手指，在滚动前将手腕稍屈，各指略微伸开，手背平贴推拿部位以助发力。后再将手收回成原半握拳状。如此一滚一回有节律地着力按压，滚动向前频率100次/分左右。滚动时力量要均匀，使手背之滚动压力持续作用于被按摩部位上。均不可发生跳动、击打或摩擦。滚法的作用较深，以达肌肉层为度。其作用面也较大，多用于软组织面积较大和肌肉较丰满的部位。此法一般单手与双手交替操作，也可双手同时进行，或借助器械操作。

滚法主要作用是舒筋活血，解痉止痛，强筋壮骨，滑利关节，缓解肌肉，筋膜的痉挛，消除疲劳。

3.捏拿类有捏法、拿法、搓法、捉法。

（1）捏法　将皮肤提起，作用于皮肤与皮下组织。捏法有两种。一种是用拇指和食、中两指相对，挟提皮肤，双手交替捻动，向前推进。手法强度可轻可重。轻的，患者感到温和舒展；重的，患者则感到酸胀。频率可快可慢，快者100次/分以上，慢者30~60次/分。另一种手握空拳状，用食指中节和拇指指腹相对，挟提皮肤，双手交替捻动，向前推进。捏法可用单手操作，也可用双手操作。捏法常用于治疗小儿疾患，如食欲不振、消化不良、腹泻，也可用于成年人按摩。

（2）拿法　用拇指与食、中指或其他手指相对做对应钳形用力，捏住某一部位或穴位，做一收一放或持续的揉捏动作。拿法不同于捏法，力量集中指尖上，而是指腹和手指的整个掌面着力。使用拿法时，腕要放松灵活，要由轻到重，再由重到轻。在拿法的同时可结合提法，提拿并用。多在提拿某个肌腹时用，作用力要与肌腹时用，作用力要与肌腹相垂直。即纵行肌腹横向提拿，横行肌腹纵向提拿。此类手法强度比较大，被治疗者反应明显，一般以提拿时感觉酸胀、微痛，放松后感觉舒展、轻快的手法强度合适。通常是做定点拿、揉、提的手法，也可做移动拿、揉手法。拿法可根据不同疾病、不同部位，采用指拿，四指拿、五指拿和抖动拿等。速度可快可慢，要有节奏，要连续，不可忽快忽慢，忽轻忽重。

拿法的主要作用是缓解肌肉痉挛，调节、兴奋神经，通络散寒，消除疲劳等。

（3）搓法　用双手在肢体上相对用力进行搓动的一种手法。其作用力可达肌肉、肌腱、筋膜、骨骼、关节囊、韧带等处。强度轻时感觉肌肉轻松，强度大时则有明显的酸胀感。频率一般30~50次／分，搓动速度开始时由慢而快，结束时由快而慢。搓法有掌搓和侧掌搓两种。

搓法的主要作用是疏散经络，调和气血，通利关节，松弛肌肉，消除疲劳等。

（4）提法　提法是指医者用双手对按而向上提，或双手按于施治部位使劲向上（反方向）提，或垂手拿起的手法。在临床分为顿提法和端提法两种。

①顿提法　患者正坐，医者立于患侧，嘱患肢抬举过头并伸直（手心向内），医音的左手握食指、拇指，右手握无名指、中指、

小指，先缓慢导引放松局部，再使劲上提 3 次，每提 1 次关节可发出 1 次弹响。但操作时避免使用暴力。

②端提法　患者正坐，医者立于患者背后，双手虎口置于患者同侧耳垂下，拇指于耳后高骨处，食指于下颌角缘，置准贴实后，双手同时用力向内合立并向上提。但施本法时，必须注意双手虎口必须对准患者同侧耳垂下后侧，并将患者头部卡于两手之中，同时应严密观察患者，切勿压及颈总动脉，造成危险。

4.牵抖类有抖法、引伸法等。

（1）抖法　抖动身体的一种方法，也是属于被动 运动按摩。操作时握住患者远端，在牵拉的同时做上下，或左右的抖动。即像抖动绳子一样用柔劲来抖动肢体，使肢体随着抖动的力量似波浪样的起伏。根据不同部位、不同疾病，抖动的次数也不同。 抖法一般多应用于腕、上肢、下肢和腰部。此法的力量作用于肌肉、关节、韧带，具有舒展筋骨、滑利关节，消除疲劳、整复和恢复解剖位置的异常。如腰椎间盘突出症常采用抖法来进行治疗。

（2）引伸法　在肌肉放松时被动地牵伸关节的一种方法。本法属于特殊的被动性运动按摩。此种方法的作用力，可使关节发生一时性超过正常生理活动幅度的运动。这种操作技巧较难，要顺势而行，使引伸的动作有劲而不蛮，幅度大而不野，达到恰如其分，恰到好处的程度。引伸法可有上肢引伸、下肢引伸、腰部引伸等多种。引伸法的治疗作用是牵伸关节挛缩，纠正关节错位，增强肢体的活动能力等。

5.运动类有屈伸法、摇法、板法、背法。

（1）屈伸法　对有活动障碍的关节，帮助其伸展和屈曲波动活动的一种方法，屈伸法也可称展法或伸展法，属于被动运动按摩。此法必须顺其势，不可用暴力，伸展力要作用在引起关节挛缩的软组织上，以克服其牵拉力，利用反向作用力而使关节活动范围加大。运动的方向要按各关节正常的运动方向和角度进行。在活动时一定要用缓慢、均衡、持续的力量慢慢加大其可能屈伸的幅度，并在此幅度范围内连续活动，使其逐渐增加同伸活动的角度。当屈伸到最大角度后要固定 1~2 min，然后再慢慢放松还原。如此反复数次。此法在操作时要注意患者的体位，应置于能使被运动的关节达到充分活动，并保证被按摩者不会因疼痛的闪躲而发生意外的体位。屈伸法适用于人体各个关节。

屈伸法的作用是松解粘连，滑利关节，增加肢体活动能力等。

（2）摇法　以关节为轴心，做肢体顺势轻巧的缓慢回旋运动。本法属于被动运动按摩。在施术时要将体位安置合适，摇动的动作要缓和稳妥，速度要慢，幅度应由小到大，并要根据病情，适可而止。同时也要注意被运动关节的正常生理活动范围。摇法常用来预防和治疗各种关节活动功能障碍。双轴和多轴关节都可做环绕运动治疗，如腕关节摇动等等。

摇法的作用是松解粘连，滑利关节，增加肢体活动能力，恢复体力等。

（3）扳法　扳法可以在人体几个部位应用，如肩、髋、腰、颈等。使用一手压住人体某一部位，另一手扳动其他部位，两者使用力量相等、作用相反的外力，使关节旋转或伸展。扳法也属于被动运动按摩手法，常用于治疗四肢关节的功能障碍及脊椎小关节的交锁与错位等症。故此也可认为是正骨手法的一种。扳法不是一个大幅度的被动运动，在施术时必须将要扳动的关节极度伸展或旋转，在保持这一位置的基础上，再做一个稍微加大幅度的运作。扳动时一定要因势利导，了解正常关节活动范围，不可超出生理功能。根据用力方向和施行方法的不同，有侧扳、后扳、斜扳等几种。

扳法的主要作用松解粘连，帮助复位，滑刮关节，缓解痉挛，消除疼痛，牵伸肌肉、韧带之作用。

（4）背法　医者和患者背靠背站立。医者两肘屈曲挽住患者肘弯部，然后弯腰屈膝，以臀部着力顶住患者腰部，将患者背起，使其双脚离地。做左右方向的摆动和上下方向的抖动，使腰部有牵动感。在施术时要注意肘部勾紧不要滑脱，嘱患者不要打挺。背法常用于治疗急性腹扭伤、腰椎间盘病变、腰肌劳损等病症。

六、注意事项

1.明确诊断，选用穴位，确定手法，做到心中有数，考虑全面，有中心有重点。

2.根据不同疾病与按摩部位的不同，采用合适的按摩体位。这个体位要使患者舒适，治疗方便，有利于各种手法的操作。不论是自我按摩或由别人按摩，都要注意。

3. 按摩的操作程序、强度、时间，需根据治疗中患者的全身与局部反应及治疗后的变化随时调整。并应掌握急则治"标"，缓则治"本"的原则。

4. 做好患者的解释工作，嘱患者不要紧张，肌肉要放松，呼吸自然，宽衣松带。做腰背和下腹部的按摩，应先排空大小便。患者在过饥、过饱以及醉酒后均不适宜按摩，一般在餐后 2 h 按摩较妥。对患者要耐心、认真、亲切、负责，使患者对医生既信任又能配合治疗。自我按摩时也要注意放松和时间安排。

5. 按摩时操作者的双手要保持清洁、温暖、勤修指甲，不要损伤被按摩部位的皮肤。并要注意室温及被按摩部位的保暖。

6. 在单独检查异性患者和进行按摩时，要态度庄重、严肃。尤其给女患者按摩时，应避开乳房、阴部。如治疗上需要，应先与患者讲明，取得患者同意后进行治疗，同时要有第三者在场（患者家属或其他女同志）。

7. 对于保健按摩（不论是自我按摩，还是由别人操作），一定要持之以恒，方能达到防治疾病、强壮身体的目的。

8. 在按摩结束之后，被按摩者应感到全身轻松舒适，原有症状改变。有时会有不同程度的疲劳感，这是常见反应。按摩后要注意适当休息，避免寒凉刺激，更不要再度损伤。应配合治疗，保持治疗效果。

第十三节　正骨疗法护理规范

一、正骨疗法概念

正骨疗法是指用推、拽、按、捺等手法治疗骨折、脱臼等疾病，使移位的骨折端正确地复位并治疗软组织损伤的一种治疗方法。

二、适应证

1. 大部分的骨折，如尺桡骨骨折、胫腓骨骨折等。

2. 各部位关节脱位以及下颌关节脱位等。

3. 各部位软组织损伤，如腰关节扭伤、距小腿关节扭伤、腕关节扭伤等。

4. 各部位软组织慢性劳损，如颈、腰肌劳损，关节退生性变所致的关节疼痛、功能障碍等。

5. 损伤后遗症，如骨折后关节僵直粘连等。

6. 内伤，如胸胁内伤、腰部岔气等，但对老年骨质疏松患者慎用。

三、禁忌证

1. 高热、急性传染病、骨髓炎、骨关节结核、骨恶性肿瘤、血友病等。

2. 手法区域有皮肤痛或化脓性感染的患者。

3. 诊断不明的急性脊柱损伤或伴有脊髓压迫症状的不稳定性脊柱骨折或者脊柱重度滑脱的患者。

4. 肌腱、韧带完全断裂或部分断裂者。

5. 妊娠3个月左右的妇女患者、慢性腰痛者。

6. 精神患者患骨伤疾患而对手法治疗不合作者。

7. 其他，如患有严重内科疾病者。

四、评估要点

1. 复位时间原则上越早越好，此时局部肿胀不严重，疼痛少，手法操作容易。但如肢体严重肿胀，亦可等待肿消后再进行。但儿童不要等待，例如，儿童肱骨髁上骨折局部严重肿胀者，应及早医治，迅速用手法使骨折端复位，以减少松质骨出血和对软组织的损伤，使肿胀能较快消退，防止肿胀进一步发展。

2. 要有完善的医治方案，手法复位往往是在瞬间完成的，因此手法复位前必须制订一个比较完善的方案，做到心中有数。方案包括：

（1）明确病史和骨折情况。在有条件的情况下，医治前认真阅读X线照片或报告单，了解骨折移位情况，如不够了解，复位时就达不到目的，甚至错诊。

（2）医者和助手在医治前要达成共识，才能配合默契，以免增加患者痛苦。

（3）准备好外固定的器材，以便复位后马上固定。

（4）根据医治应用的手法，复位者将医治手法、步骤及执行中的注意事项向助手交代清楚，以便助手在手法上主动配合。

（5）尽量缩短医治时间，受伤者不单肢体受伤，心理上亦很害怕，特别是小孩表现出不合作。因此，应对患者进行安慰，使其转移注意力，同时以轻快的手法医治。

3. 在手法复位时，要尽量减少伤员的恐惧和疼痛，对于一般的骨折和关节脱位，在复位前采用手法按摩、推拿，分散伤员注意力，使之尽快适应。医者思想集中、沉着、果敢、敏捷、准确，做到手法轻、准、快。

4. 伴有循环障碍和神经损伤的骨折，不可急于医治，须慎重拟订复位方案。

5. 折骨矫正法不宜滥用于陈旧性骨折，术前必须进行认真仔细的分析。

6. 早期开放性骨折，应遵循外科无菌原则，在严格清毒扩创的前提下，施行正骨手法，使骨折对位，然后做创口缝合或引流，并根据具体情况采用外固定或内固定等治疗方法。

五、护理操作规范要点

1. 常用操作手法

（1）手摸心会　用手指指腹触摸骨折局部，并用心体会，手法由轻逐渐加重，由浅及深，从远到近了解骨折移位情况，是分离还是骨碎等，医生在头脑中要建立一个骨折移位的立体形象。

虽然通过 X 线片可清楚地看到骨骼的形态，但 X 线片只能给人以平面的指示，而手摸心会有助于了解全貌。因此，手摸心会是临床运用其他手法对证施治的先导手法。

（2）拔伸牵引　整复骨折的起始手法。由一人或是数人持握骨折远近端，先使肢体在原来畸形的位置下，沿肢体纵轴方向对抗牵引，然后按照正骨步骤改变肢体方向，持续牵引以矫正肢体的短缩畸形，恢复肢体长度，为其他正骨手法的实施创造条件。

（3）旋转屈伸　近侧骨折段位置不易改变，远端段因失去连续可以活动，故应用旋转、屈伸、外展、内收等方法，整复骨折断端的旋转或成角移位。

（4）提按端挤　用于整复骨折侧方移位的方法，古称捺正。骨折的侧方移位分为前后侧移位和内外侧移位；前者用提按法纠正，后者用端挤手法矫正。医者一只手固定骨折近端，另一只手握住骨折远段，或上下提按，或左右端挤。

（5）摇摆触碰　用于横断、锯齿型骨折，可使骨折面紧密接触，增加复位的稳定。用双手固定骨折部，在助手维持牵引下，轻轻左右或上下方向摇摆骨折远端至骨擦音消失称摇摆法。触碰法可使骨折端紧密嵌插，医生一只手固定骨折部，另一只手轻轻叩击骨折远端。

（6）挤捏分骨　用于矫正两骨并列部位骨折移位的手法，医者用两手拇指及食、中三指由骨折部的掌背侧对面挤捏或夹挤两骨间隙，使骨间膜紧张，靠拢的骨折断端便分开，远近骨折端相对稳定，并列的双骨折就能像单骨折一样一起复位。

（7）折顶回旋　折顶法用于矫正肌肉丰厚部位的骨折，且较大的重叠移位仅靠拔伸牵引法不能矫正者。双拇指并列抵压骨折突出的一端，两手余指环抱骨折下陷的一端，用力挤按突出的一端使骨折处原有成角加大至30~50°，当骨折端的骨皮质接近后，骤然用环抱的四指将远折端的成角伸直，进行反折，矫正畸形。回旋法用于矫正背向移位的斜形骨折、螺旋形骨折、软组织嵌入骨折。双手分别握住远近折端，按原来骨折移位方向逆向回旋，使断端相对。

（8）推拿按摩　本法是理筋手法在整复骨折时的具体运用，目的是骨折复位后调理骨折周围受损的筋络，但使用理筋手法时要轻柔，仅作为结束时的辅助性手法。

2. 护理要点

（1）护理工作对骨折的治疗颇为重要。患者的被褥单、内衣要经常换洗，保持清洁，尤其患部更应注意。

（2）大、小便时要保持患肢稳定。要防止褥疮的发生，经常注意勿使夹板移位及保持绷带的松紧度。要很好调理饮食和起居。

（3）饮食方面，骨折初期阶段，宜食稀粥、水果、蔬菜类，牛、羊等的新鲜奶酪、酸奶、奶油等，禁食肥肉、酒、鱼肉等食物。中期阶段，宜食炒米，小米等谷物类、牛、羊和猪等之软骨、肝、肾及瓜类及黄豆等于营养之物，并经常给羊骨汤，禁食病死畜肉、醋及豆腐之类食物。后期宜食五谷类，牛奶，雉、鸡、鹌鹑等禽肉和蛋、蔬菜，禁食变质之肉类及不易消化之生冷食物。

（4）起居方面，宜在安静、凉爽的环境中疗养，睡眠要充足，心情要舒畅；慎勿忧虑与劳累过度，绝对禁止房事。

（5）功能锻炼是骨折治疗全过程中不可缺少的辅助疗法。它可以进一步改善局部和全身血液循环，使患部获得充足的养料，有助于加速骨痂形成。促进骨折愈合。

（6）正骨治疗后首先注意的是静养，不要急于运动，从事体力劳动的患者，不要急于上班干活；因为这是错位或是侧弯的关节还没有完全的固定好。

（7）改变过去不好的生活工作习惯，不要坚持长时间一个姿势，尝试着改变自己的习惯，比如原来习惯有右手干活或是提东西改成左手或左右手交替着。

（8）全身正骨患者最好坚持仰卧姿势休息，因为仰卧可以使脊椎保持直立状态，避免刚刚正骨完成导致脊椎再次缓慢错位。

六、注意事项

1. 在治疗时，患者不能空腹，更不能酒后治疗，要精神放松，安静，呼吸自然，体位要保持正确，应相信医生，积极配合治疗。

2. 接受治疗前排除大小便，以免在治疗时出现不适。

3. 接受治疗时，如果出现疼痛，麻木，头晕、恶心等不适症状，及时与医生沟通。

4. 治疗中可能会听到复位的声响，属于复位过程中正常情况，不要紧张。

5. 偶尔出现不舒服也不要紧张，因为被调整好的脊椎也会有新的适应过程，24 h 后即能适应。要求做到：坐正、站直、躺平。如果症状不能解除，请及时联系医生。

6. 因为错位后相应的骨关节韧带以及肌肉都会因为错位而出现相应的变化，来适应错位的位置关系，部分患者在治疗后会在不同的时期出现疲劳症、酸痛甚至其他不舒服症状，在清晨睡醒觉或者一个姿态过久之后尤为明显，属于恢复期正常反应。部分患者会出现再次错位，所以需要短期内（1~5 天）再次调整整复，逐渐达到正常。

7. 每次整脊复位部分不应太多，治疗后患者不要剧烈运动。可以做相关的康复练习。

第十四节　放血疗法护理规范

一、放血疗法概念

放血疗法又叫刺络疗法、刺血疗法、泻血疗法、针刺放血疗法，是指用针具或刀具刺破或划破人体特定的穴位和一定的部位，放出少量血液，以治疗疾病的一种方法。

二、适应证

放血疗法有消肿止痛、祛风止痒、开窍泄热、镇吐止泻、通经活络、镇定、止痛、泻热、消肿、急救、解毒、化瘀等功效。适用于瘀证和寒证，痹证，萎证，腰病，坐骨神经痛、头痛、眼痛、血栓，青少年痤疮，银屑病，湿疹等。

三、禁忌证

1. 贫血、低血糖、有血液病或出血倾向者，肝肾或心脏有严重疾患、孕妇及有习惯性流产史者，婴儿或年老体弱者不宜放血。

2. 在临近重要内脏部位，切忌深刺。

3. 患者暂时性劳累、饥饱、情绪失常、气血不足等情况时，应避免刺血。

四、评估要点

1. 评估患者体质的强弱、气血的盛衰以及疾病的虚实属性、轻重缓急等情况。

2. 评估患者疾病的虚实属性、轻重缓急等情况。

3. 评估患者的心理素质及对放血疗法的认知度。

五、护理操作规范要点

1. 临床常用放血方法

（1）刺络法　该法又分点刺、挑刺、散刺等刺法。

点刺有速刺（对准放血处，迅速刺入 1.5~3.0 mm，然后迅速退出，放出少量血液或黏液。该法运用较多，大多数部位都宜采用)、缓刺(缓慢地刺入静脉 1~2 mm，缓慢地退出，放出少量血液，适用于腘窝、肘窝、头面部放血)之分。点刺法针具可选用三棱针或粗毫针。常有 3 种点刺形式：

①直接点刺法。先在针刺部位揉捏推按，使局部充血，然后右手持针，以拇、食二指捏住针柄，中指端紧靠针身下端，留出针尖 0.1~0.2 寸，对准已消毒过的部位迅速刺入。刺入后立即出针，轻轻挤压针孔周围，使出血数滴，然后以消毒棉球按压针孔即可。此法适于末梢部位。如十二井穴、十宣穴及耳尖穴等刺血。

②挟持点刺法。此法是将左手拇、食指捏起被针穴处的皮肤和肌肉，右手持针刺入 0.5~ 0.1 寸深。退针后捏挤局部，使之出血。常用于攒竹、上星、印常等穴位的刺血。

③结扎点刺法。此法先以橡皮带一根结扎被针部位上端，局部消毒后，左手拇指压在被针部位下端，右手持针对准被刺部位的脉管刺。立即退针，使其流出少量血液。待出血停止后，再将带子松开，用消毒棉球按压针孔。

挑刺是针刺入皮肤或静脉后，随即针身倾斜，挑破皮肤或静脉放出血液或黏液，适用于胸、背、耳背静脉等处的放血。此法操作时以左手按压施术部位两侧，使皮肤固定，右手持三棱针或粗圆针，将腧穴或反应点挑破出血；或深入皮内，将部分纤维组织挑出或挑断，并挤压出血，然后局部盖上消毒敷料并固定。常用于治疗目赤肿痛、丹毒、乳痈、痔疮等疾病。

散刺法又称"丛刺""围刺"，用集束针在一定的部位做叩刺，刺数多、刺入浅,以有血珠渗出为度,适用于扭挫伤、脱发、皮肤病等。同时还经常配合拔罐疗法。散刺操作方法是用三棱针在病灶周围上下左右多点刺之,使其出血。此法较之点刺法面积大且刺、针多,多适用于皮肤病和软组织损伤类疾病的治疗,如顽癣、丹毒、局部瘀血等。

叩刺法是在散刺基础上的进一步发展,所用针具为皮肤针(梅花针、七星针或皮肤滚刺筒均可)。操作时,以右手握住针柄后端,食指伸直压在针柄中段,利用手腕力量均匀而有节奏地弹刺,叩打一定部位。刺血所要求的刺激强度宜大,以用力叩击至皮肤上出血如珠为度。此法对某些神经性疼痛、皮肤病均有较好的疗效。

割点法是以小眉刀或手术刀切割穴位皮肤、黏膜或小静脉,放出适量血液,然后盖以消毒敷料即可。割点切口一般长 0.5 cm左右,小静脉则以割破 1/3 为度。

针罐法,即用针刺加拔火罐放血的一种治疗方法。多用于躯干及四肢近端能扣住火罐处。操作时,先以三棱针或皮肤针刺局部见血(或不见血),然后,再用拔火罐。一般留火罐 5~10 min,待火罐内吸出一定量的血液后起之。本法适应病灶范围较大的丹毒、神经性皮炎和扭挫伤等疾病的治疗。

(2)划割法 多采用小眉刀等刀具,持刀法以操作方便为宜,使刀身与划割部位大致垂直,然后进刀划割。适用于口腔内膜、耳背静脉等处的放血。

针具的选择：

①三棱针：由不锈钢制成，分为粗、细两种，针尖部有三面三棱，十分锋利. 粗针长 7~10 cm，针柄直径 2 mm，适用于四肢、躯干部位放血。细针长 5~7 cm，针柄直径 1 mm，适用于头面部及手足部放血。

②小眉刀：长 7~10 cm，刀刃长 1 cm，十分锋利。

2. 护理要点

（1）刺络时间环境　阴暗、潮湿、晦暗、冷冻、黑夜等阴气过旺时机不宜泻血；应在阳气回升的天气和上、中午为主（9：00~18：00），视情况可灵活处理。

（2）放血的量

少量：如小豆样，例如耳尖、头部、四肢指（趾）尖、末梢神经等。

中量：0.5~10 ml，例如劳损、炎症、关节部位、急性扭伤等。

大量：10~60 ml，例如镇静安神、腰腿痛等。

六、注意事项

1. 放血前首先给患者作好解释工作，消除不必要的顾虑。

2. 放血前必须吃东西，待休息平静。

3. 放血针具必须严格消毒，防止感染。

4. 随时关注患者在放血调理过程中的身体状况反应。

5. 针刺放血时应注意进针不宜过深，创口不宜过大，以免损伤其他组织。划割血管时，宜划破即可，切不可割断血管。

6.放血后 24 h 不宜冲凉。

7.体质虚弱、贫血、孕妇、产妇、凝血机制不良者、晕针晕血者、重大疾病患者也禁止使用放血疗法。

8.传染病患者不宜放血。

9.饥饿、紧张、疲劳、大汗、大泄之后不宜进行放血治疗。

10.切忌刺中动脉，故在有动脉分布的部位刺络时，极宜谨慎。

11.患者治疗期间的配合

（1）治疗当天最好不洗澡。

（2）治疗期间不要受凉、受寒和过度劳累。

（3）治疗期间需要活动。

第十五节 蜂针疗法护理规范

一、蜂针疗法概念

蜂针疗法是利用蜜蜂（工蜂）的螫针针刺于人体的经络穴位，通过蜂针液（蜂毒）的药理作用和经络穴位的调整作用防治疾病的一种方法。

二、适应证

1.神经、肌肉系统疾病：如各种神经痛、神经炎；如面神经炎、运动神经原疾病、周围神经损伤、头痛、多发性肌炎、中风后遗症等。

2.变态反应与免疫性疾病：如类风湿性关节炎、风湿病、过敏性鼻炎、强直性脊柱炎、皮肌炎、硬皮病等。

3.骨关节病：如颈椎病、肩周炎、腰扭伤、各种关节炎、椎间盘突出症、关节滑膜炎、骨质增生等。

4.内科疾病：高血压、肝炎、支气管哮喘、甲状腺功能亢进、胃肠功能紊乱、老年性痴呆等。

5.外科疾病：胆石症、腱鞘囊肿、腱鞘炎、脂肪瘤、血栓闭塞性脉管炎、红斑性肢痛症、扭挫伤等。

6.妇科疾病：卵巢囊肿、子宫肌瘤、痛经、慢性盆腔炎、更年期综合征等。

7.儿科疾病：舞蹈病、遗尿等。

8.五官科疾病：听神经炎、耳鸣耳聋、下颌关节综合征、虹膜炎等。

9.皮肤科疾病：荨麻疹、银屑病、带状疱疹等。

三、禁忌证

1.心肺功能衰竭、肝肾功能障碍者。

2.严重过敏反应患者，体虚难以接受者。

3.严重动脉硬化、月经期、孕妇、手术后者慎用。

4.淋巴结持续肿大、疼痛，蜂针减量或停针也难以消肿者。

5.血压过高，有高血压危象者。

6.低血压患者。

四、评估要点

1. 临床表现、既往史及药物过敏史。

2. 蜂针治疗部位的皮肤情况。

3. 对蜂针的耐受程度及心理状况。

五、护理操作规范要点

1. 蜂针的使用方法

摘取蜂针可捏住蜜蜂尾部用镊子夹取，或用消毒纱布缠裹数层于小木板上，将活蜂尾部贴近纱布，蜂针刺入纱布后弃蜂取针，迅速点刺或散刺经穴。每日或隔日一次，或每周一至数次。

（1）直刺法　将需要治疗的局部皮肤消毒后，用镊子挟着活蜂腰段，对准穴位或痛点，由于蜂受到刺激有做出自卫的本能反应，蜜蜂则自然将尾针刺入，蜂毒通过螫针注入人体。若蜜蜂不放蜂刺时，可轻压蜂的胸部。一般留针 10~20 min 后将蜂刺拔出。

最初治疗蜂量一般由 1~2 只开始，每天增加一只，但如遇严重过敏反应，如发热、全身风疹等证时，应减量；或维持在 2~3 只蜂的水平，待度过蜂毒的过敏期后，再逐渐加量。过敏期以后所用蜜蜂只数视患者的体质和病情而定，每天 8~15 只。每天或隔日治疗一次，15 次为一疗程。每疗程之间休息 3 天至 1 周。

（2）散刺法　用镊子将蜂螫针从活蜂尾部拔出，夹持住蜂针，在患部找与疾病相关的经脉、腧穴点刺，即出，一般镊不离针，随刺随拔。一只蜂针分刺三五点，多至十几点，最后可将蜂刺留针几分钟。

本法适用于面部、畏痛者、高敏体质患者。散刺法治疗可以减少过敏产生的机会。此法为散刺、轻刺、浅刺，痛苦少，患者易于接受。拔蜂刺时，用牙科或眼科镊，挟住蜂刺的上 1/3 与下 2/3 交界处，挟的部位过上易夹住毒囊，太下易夹伤蜂刺。挟蜂刺时用力要均匀，用力太大会损伤蜂刺，用力太小易使蜂刺滑落。蜂刺拔出后要即时使用，否则会使蜂毒大量排出而失去治疗的作用。注意散刺时用力要适中，刺要垂直，否则蜂刺会断，无法刺入其他点。

（3）点刺法　与散刺法相似，但每针 1 穴，镊可离针，留针几秒钟。该法仅能刺 3~5 点。适用于畏痛者、高敏体质患者、蜂毒疗法的初期及面部等。注意点同散刺法。

2. 护理要点

治疗前将受蜇部位用温水和肥皂洗净，然后用镊子捏住蜜蜂的头部，尔后将蜜蜂尾部置于选定的皮肤位置上，蜜蜂本能会将蜂针刺入皮肤，轻提蜜蜂身体，使蜜蜂身体与蜂针脱离，15~30 min 后，取出蜇针，即完成蜂疗过程。蜂针治疗后应观察 10~60 min，看有无不良反应。

面部散刺时少选穴位，并浅刺（0.5 mm 左右）、轻刺、随刺随拔。局部炎症严重时，轻刺患部，并以远处穴位为主。治疗口腔疾病，直接在病变齿跟部施针。耳穴蜂针能治疗全身疾病。

六、注意事项

1. 注意治疗的时间与部位

蜂针疗法虽然对许多疾病有良好疗效，但并非任何时候与部位均适宜蜂针治疗。初期及未过反应期的患者，宜用少量蜂针；已度过反应期的患者，蜂针用量不可过大。同时要注意蜂针治疗的部位。在头面部穴以少刺为佳。因为一则在头部，反应较大且迅速，尤其是未过反应期的患者，易产生强烈反应，影响生活与工作；二则头部穴针后如果肿胀，影响面部美观；三是由于蜂针刺后大部分人的针刺局部会有色素沉着，虽然该色素沉着是可消退和可逆性的，却不易很快消退。初期反应期间，以肌肉丰富处及四肢伸侧面为佳，因针刺屈侧面，尤其是关节部位，易妨碍关节的活动，影响生活。

2. 严格控制使用的蜂针量

蜂针疗法的蜂针量并非多多益善，适量蜂针可治人，多量蜂针可杀人。必须严格控制蜂毒与蜂针只数，即蜂量。蜂针量不应该贪多求快，人体的耐受性是有一定限度的，并不是蜂针量越多，病就越容易好。蜂针治疗的疗效与蜂针液刺激数量并不呈正比，有的患者每次 1~2 只蜂针毒液就可见效，但有的患者 50~60 针似乎也难以满足其要求。蜂量过大，可影响机体的免疫功能，超过机体的解毒能力，易出现过敏反应。

3. 防止不良反应产生

对于接受蜂针疗法的患者，治疗前要消除其紧张。对过饥、过疲、大汗、重病体虚、大失血、血糖低等情况的患者，要防止晕针等不良反应。如遇瘙痒，不应用手去抓挠，以免损伤皮肤，造成感染。为避免过敏反应的发生，在初期的反应期内，应在蜂针治疗后，让患者在蜂疗室内留观 30 min，如出现反应可即时对症处理。

4. 严重过敏患者应即时送医院处理

由于患者的机体机能反应不同，在蜂针用量过大的情况下，有时难免会出现蜂针的过敏反应。如遇到严重的蜂针过敏者，除就地急救外，应立即送医院进行救治，要遵医嘱，以免贻误病情。

5. 正确对待过敏反应，坚持治疗，取得疗效

要帮助患者消除对蜂疗的恐惧心理，让其树立信心，坚持治疗才容易出现良好的疗效。对于初期的过敏反应，医生应该尽量避免，尤其是严重的反应；同时，让患者意识到这些反应只是暂时的，坚持治疗反应就会减弱，甚至消失。尤其是对一些顽固性疾病，更不是一朝一夕就能治愈的，而要经过较长的时期，才可见明显效果。

绝大多数蜂螫伤仅有局部红肿和刺痛，数小时后可自行消失。只有蜂针过量，医者又不懂得蜂针治疗规律及疾病变化规律时，才有可能导致全身中毒反应，如可有头晕、头痛、不安等表现，

轻者一般可在数小时内消失。

　　蜂针疗法过敏反应的轻重，主要取决于人体本身的内在因素，而不是疗效好坏的指标，反应的轻重可以作为掌握治疗时间及蜂刺数量的依据。临床上只要严格遵守蜂针疗法的操作规程，使用蜂针疗法是比较安全的。

第四章　精神心理感官类疗法护理规范

第一节　芳香疗法护理规范

一、芳香疗法概念

芳香疗法是指将气味芳香的药物，如丁香、藿香、木香、白芷、薄荷、冰片、麝香等，制成适当的剂型，或以萃取自植物的精油等为媒介，透过吸嗅、按摩、熏蒸等各种方式作用于全身或局部，使身体吸收而影响情绪，改善身体机能以防治疾病的方法。

二、适应证

香味不仅给人以舒适的感觉，还能净化空气，对人体健康有益。芳香疗法是指用芳香油和其他一些芳香物质防治精神和神经方面的疾病，如疲劳症、易怒、失眠及皮肤病、变态反应等症，还有助于增强肌体的抵抗力、刺激性欲和治疗某些不孕症等。

三、禁忌证

对于孕妇、高血压患者、青光眼患者慎用。过敏体质、癫痫、哮喘等病的患者禁止或限制使用。体虚多汗者慎用。

四、评估要点

1. 评估患者的临床表现、既往史和药物过敏史。

2. 评估所用香药或精油的作用及患者是否耐受。

五、护理操作规范要点

1. 按摩法

适用症状：脸部护理、全身按摩、肌肉紧张、肩膀僵硬、减肥健胸、痛经、腹痛、便秘、抽筋等。

建议用法：脸部，精油 1~4 滴添加于 5 ml 的天然油，搅匀后即可用来按摩。

身体，精油 5~8 滴添加于 10 ml 的基底沐浴或按摩精油，搅匀后即可用来按摩。

2. 沐浴法

适用症状：全身机能调理、神经衰弱、解除疲劳、风湿关节痛、循环系统不佳、焦虑和沮丧、精神紧张等。

建议用法：沐浴，将精油 5~8 滴添加于 10 ml 的基底沐浴胶中，搅匀后即可用来淋浴。

泡澡，将精油 5~8 滴加入装有温水的浴盆中，搅匀后即可用来泡澡。

3.熏蒸法

适用症状：可安抚情绪、改善精神状况、失眠、增加记忆、净化空气、维护空气质量、提升情欲；并可消毒、避免呼吸道感染、及预防感冒等。

建议用法：将熏香灯或熏香陶瓶加入八分满的水，再放入5~6滴的精油，点燃底部的无烟蜡烛可连续燃烧4 h。

4.嗅吸法

适用症状：改善呼吸系统问题、鼻塞、气喘、醒脑、头晕、反胃等。

建议用法：将2~3滴的精油滴在手帕上，直接吸嗅即可。

六、注意事项

1.有些精油有明显的收缩血管等作用,因此孕妇、高血压患者、青光眼患者慎用。

2.有些精油对中枢神经有强烈的兴奋或抑制作用,一定要注意控制用量,且癫痫、哮喘等病的患者禁止或限制使用。

3.有些精油有发汗作用,体虚多汗者慎用。

4.活动性肺结核患者慎用。

5.最好在医师和专门从事芳香疗法的专家的指导下使用。

6.使用精油沐浴以适中的水温为主,以免使精油挥发得太快。浸泡时需避免溅到眼睛。

第二节　心理疗法护理规范

一、心理疗法概念

心理疗法又叫精神疗法，是医生与患者交往接触过程中，通过语言来影响患者的心理活动的一种治疗方法，包括：心理咨询、支持性心理治疗、领悟治疗或说理治疗、信念治疗、放松治疗、系统脱敏治疗、行为治疗、集体治疗等。

二、适应证

心理疗法适应于神经症，人格障碍，行为障碍，心身疾病，性心理异常，处在缓解期的某些精神障碍。干预的特点：强调人格的改造，问题行为的矫正，重视症状的消除。

三、禁忌证

心理疗法无绝对禁忌证，对不配合者不宜使用。

四、评估要点

1. 患者的临床表现、既往史。

2. 患者的年龄、心理状况。

五、护理操作规范要点

1. 心理疗法包括心理咨询、支持性心理治疗、领悟治疗或说理治疗、信念治疗、放松治疗、系统脱敏治疗、行为治疗、集体治疗等。

（1）个别心理治疗　指治疗师与来访者个别进行谈话形式进行的心理治疗。治疗师与来访者交谈的目的在于治疗师了解疾病发生的过程与特点，帮助来访者掌握自己疾病的情况，对疾病有正确的认识，消除紧张不安的情绪，接受治疗师提出的治疗措施，并与治疗师员合作，与疾病作斗争。个别心理治疗是一种普遍应用的心理治疗方式。

（2）集体心理治疗　指治疗师把有同类问题的来访者组织起来进行心理治疗。一般把来访者分成几个小组，每个小组由数个或十几个来访者组成，并选出组长。集体心理治疗的主要方法是讲课、活动与讨论。治疗师根据患者中普遍存在的心理因素及观点，深入浅出地对来访者讲解有关的症状表现、病因、治疗和预后等。使来访者了解问题的发生发展的规律，消除顾虑，建立信心。或组织组员进行活动，之后大家分组讨论。来访者联系自身实际情况进行活动，讨论时要力求生动活泼，鼓舞来访者进行分析和自我分析。治疗师可邀请治疗效果较好的来访者做治疗的经验介绍，通过现身说法，起到示范作用。

个别心理治疗与集体心理治疗还可以结合起来。集体心理治疗着重同类来访者的共同的问题，个别心理治疗侧重解决患者的具体问题。

（3）家庭心理治疗　治疗师根据来访者与家庭成员之间的关系，采取家庭会谈的方式，建立良好的家庭心理气氛与家庭成员之间的心理相容，家庭成员共同努力使得来访者适应家庭生活。在家庭心理治疗时，必要的家庭成员都要参加。

2. 中医心理治疗的方法

（1）暗示解惑法　暗示疗法是采用含蓄、间接的方式，对患者的心理状态产生影响，以诱导患者"无形中"接受医生的治疗性意见，或产生某种信念，或改变其情绪和行为，甚或影响人体的生理机能，从而达到治疗疾病的目的。暗示的方法，一般多采用语言，也可采用手势、表情，或采用暗示性药物及其他暗号来进行。

（2）顺情从欲法　人的一切活动，都是为了满足生理或心理的需要。物质决定精神，需求的满足与否，会影响人的情绪与行为。必需的生活欲望不能得到满足，不仅影响正常的 生理活动，甚至导致精神神志的病变而出现失眠症。对其仅用劝说疏导、移情易性，甚至采取强行压制的办法，是难以解除患者的疾苦的。只有当其生活的基本欲望得到满足时，疾病才有可能痊愈。

（3）劝说开导法　在一定条件下，言语刺激对心理、生理活动都会产生很大的影响。因此，正确地运用"言语"这一工具，对患者采取启发诱导的方法，宣传疾病的知识，分析疾病的原因与机制，解除患者的思想顾虑，提高其战胜疾病的信心，使之主动积极地配合医生进行治疗，从而促进健康的恢复。所以，运用言语对患者进行劝说开导，是精神治疗的基本方法，对心理疾病防治具有较重要的价值。

六、注意事项

1. 患者要受过适当的教育，能理解医生的解释和说明。

2. 向患者讲明心理分析治疗的时间要长一些，至少三个月或更长时间。因此，请患者做好准备。

3. 要求患者在治疗过程中，对生活中重要的事暂不做决定，待治疗结束后再考虑。患者必须遵守治疗原则。

4. 要求患者必须随时把浮现在脑子里的任何观念、想法全部说出来。

5. 治疗环境要安静，不能有其他人员在场，以免干扰患者。

6. 治疗前要经过严格的躯体和精神检查。有幻觉、妄想和严重行为紊乱的精神患者，不能进行心理分析治疗。因为他们思维不清，不能理解心理医生的解释。

第三节　音乐疗法护理规范

一、音乐疗法概念

音乐疗法又称为音乐治疗（Music therapy），是以心理治疗的理论和方法为基础，运用音乐特有的生理、心理效应，使求治者在音乐治疗师的共同参与下，通过各种专门设计的音乐行为，经历音乐体验，达到消除心理障碍，恢复或增进心身健康目的的一种方法。

二、适应证

音乐疗法的适应证是神经症、严重精神疾病、心身疾病、综合医院有关心理疾病、各类行为问题、社会适应不良、某些老年病、各种心理障碍、人格障碍和性变态、亚健康状态等一般心理问题。还包括智力障碍、心智障碍、生理残疾（试听和言语障碍、外形缺陷以及脑瘫和肢体瘫痪）、解毒、怯场、临终关怀、孤独自闭症等。

三、禁忌证

音乐治疗不同于一般的音乐欣赏，它是在特定的环境气氛和特定的乐曲旋律、节奏中，使患者心理上产生自我调节作用，从而达到治疗的目的，因此音乐疗法无绝对禁忌证，对不配合者不宜使用。

四、评估要点

1. 患者的临床表现、既往史。

2. 患者的教育情况及家庭背景等情况。

3. 患者的心理素质。

五、护理操作规范要点

1. 主动音乐疗法

主动音乐疗法注重患者的参与，大多采取治疗师与患者合作的方式，成立治疗演奏团，治疗师和患者分别使用不同乐器，治疗者与患者一对一组合，或使患者与治疗组的 1 人或数人组合，或让患者一边敲击钢琴一边演唱自己喜欢的歌曲，使患者在演奏、演唱中情绪高涨、心理充实而达到放松、治疗的效果。

2. 被动音乐疗法

被动音乐疗法注重治疗师的引导作用，强调欣赏音乐的环境设置。采取这种形式的方法也很多样。有的把心理治疗与音乐治疗相结合，治疗时，先对患者催眠，使患者潜意识中的活动呈现出来，通过播放事先选好的音乐，边听边进行中性的引导，让患者产生想象，然后自由联想，不断报告他的感受，患者跟着音乐走，医生跟着患者走，使患者在不知不觉中，充分进行自我认识，重新认识丰富的世界。有的把音乐作为转移注意力的手段，每人配发一台带耳机装置的盒式录音机和他们平素最喜欢听的音乐磁带，在手术期间倾听。有的研究尝试把传统的中医经络穴位学说与音乐治疗相结合，使用音乐电疗仪，把音乐信号转换成与音乐同步的低、中频电流，嘱患者戴上耳机仰卧，然后将电极衬垫浸湿放在电极板上，安置于人体的不同穴位，输出 1~2 mA 的电流，通过不同声波的输入、输出，使物理能量对肌体产生振动，而产生局部麻颤、肌肉收缩、紧迫等感觉，从而改善局部血液循环，起到镇静、镇痛、消炎、缓解血压等作用。

3. 综合疗法

一般来说，具体施治并不局限于哪种方法的使用，主动、被动往往双管齐下。如提供几种活动方法，在音乐声中由音乐治疗师带领或由患者自己进行肢体上的运动。国外音乐疗法分别有以柔和的体操伴随熟悉的充满激情的音乐，或以面部按摩伴随熟悉的轻松音乐，或以治疗家间或指导的专门音乐进行肌肉松弛，或播放音乐前提示与抑郁情绪和机能障碍性想法相反的松弛意象以暗示性意象伴随熟悉的标题音乐，或指导患者伴随音乐的特殊意象，构想自己起着积极作用，解决某个问题或改善情绪，或播放反复慢速音乐以加速入睡或尽量放松，或以有节奏的音乐以增强活力，或在绘画或其他艺术活动的同时听音乐，以欣赏或陶冶情绪等；还有人利用音乐导引练静松功、静养功，诱导患者入静，利用"内气"而治病；或利用通俗流行的轻音乐，根据音乐风格与人格类型、生物节律等并综合考虑病症、病因、体质、患者的文化背景、职业、性格、爱好诸因素，开列音乐处方实行辨证施乐。

4. 中医五音疗法

（1）五音调情志 音乐能养生、治病，已被中外许多学者公认，尤其是中国古典音乐，曲调温柔，音色平和，旋律优美动听，能使人忘却烦恼，从而开阔胸襟，促进身心健康。

在两千年前，中医的经典著作《黄帝内经》就提出了"五音疗疾"的观点。中医认为，五音，即角、徵、宫、商、羽，对应五行（木、火、土、金、水），并与人的五脏和五种情志相连。如宫调式乐曲，悠扬沉静、淳厚庄重，有如"土"般宽厚结实，可入脾；商调式乐曲，高亢悲壮、铿锵雄伟，具有"金"之特性，可入肺；角调式乐曲，朝气蓬勃，生机盎然，具有"木"之特性，可入肝；徵调式乐曲，热烈欢快、活泼轻松，具有"火"之特性，可入心；羽调式音乐，凄切哀怨，苍凉柔润，如行云流水，具有"水"之特性，可入肾。中医的"五音疗疾"就是根据五种调式音乐的特性与五脏五行的关系来选择曲目，以调和情志，调理脏腑，平衡阴阳，达到保持机体气机动态平衡、维护人体健康的目的。

依据上述原理，可采用以下方法调畅情志：

浮躁在五行中属"火"，这类人做事爽快，爱夸夸其谈，争强好胜。平时未发作时，应引导其积极的一面，听些徵调音乐，如《步步高》《狂欢》《解放军进行曲》《卡门序曲》等，这类乐曲激昂欢快，符合这些人的性格，能使人奋进向上。在情绪浮躁时，则应用水来克制，听些羽调式音乐，如《梁祝》《二泉映月》《汉宫秋月》等，缓和、制约、克制浮躁情绪。

压抑在五行中属"土"，这些人多思多虑，多愁善感。平时应多听宫调式乐曲，如《春江花月夜》《月儿高》《月光奏鸣曲》等。这些曲目悠扬沉静，能抒发情感。当遇到挫折，极度痛苦压抑时，应听角调式音乐，如《春之声圆舞曲》《蓝色多瑙河》《江南丝竹乐》，此类乐曲生机蓬勃，能以肝木的蓬勃朝气制约脾土的极度压抑，使其从痛苦抑郁中解脱出来。

悲哀在五行中属"金"，悲痛时，应听商调式乐曲，如《第三交响曲》《嘎达梅林》《悲怆》等，能发泄心头郁闷，摆脱悲痛，振奋精神。对于久哭不止，极度悲伤的患者，应听徵调式音乐，如《春节序曲》《溜冰圆舞曲》《闲聊波尔卡》等。其旋律轻松愉快、活泼，能补心平肺，摆脱悲伤与痛苦。

愤怒在五行中属"木"，愤怒生气时，应多听角调式乐曲，疏肝理气，如《春风得意》《江南好》等。在愤怒至极，大动肝火时，应听商调式乐曲，如德沃夏克的《自新大陆》，艾尔加的《威风堂堂》等，以佐金平木，用肺金的肃降制约肝火的上亢。

绝望在五行中属"水"，这些人多因遇到大的挫折及精神创伤而对生活失去信心，产生绝望，故必须以欢快、明朗的徵调式乐曲，如《轻骑兵进行曲》《喜洋洋》，中国的吹打乐等，补火制水，重新唤起对美好未来的希望。

音乐治疗每日2~3次，每次以30 min左右为宜。最好戴耳机，免受外界干扰。治疗中不能总重复一首乐曲，以免久听生厌。治疗的音量应掌握适度，一般以70 dB以下疗效最佳。

（2）五音手诊调理

①宫调式乐曲（脾音土音）——平衡的感觉

曲目如：《春江花月夜》《月儿高》《月光奏响曲》。

②羽调式乐曲（肾音水间）——按摩的享受

曲目如：《二泉映月》《汉宫秋月》《喜洋洋》。

③商调式乐曲（肺音金音）——火炙的作用

曲目如：《第三交响曲》《悲怆》《嘎达海林》。

④角调式乐曲（肝音木间）——拔罐的体会

曲目如：《江南好》《春风得意》《江南竹丝乐》。

⑤徵调式乐曲（心音火音）——拍打的快感

曲目如：《步步高》《狂欢》《解放军进行曲》。

（3）五音脉冲治疗

中医五音，是古代的宫、商、角、徵、羽五种调式音乐的特性与五脏五行的属性关系来选择曲目，进行调养治疗。

①宫调式乐曲

特点：风格悠扬沉静、淳厚庄重，有如"土"般宽厚结实，可入脾。可调节消化系统功能、对神经系统、精神的调节也有一定的作用。

宫调式乐曲，如《春江花月夜》《月儿高》《月光奏鸣曲》等。

②商调式乐曲

特点：风格高亢悲壮、铿锵雄伟，具有"金"之特性，可入肺；可调节呼吸系统功能，对神经系统、内分泌系统有一定的影响。

商调式乐曲，如《第三交响曲》《嘎达梅林》《悲怆》。

③角调式乐曲

特点：构成了大地回春，万物萌生，生机盎然的旋律，曲调亲切爽朗，生气蓬勃，清澈馨香，如暖流温心，清风入梦，具有"木"之特性，可入肝；主要调节神经系统，对内分泌系统、消化系统也有调节作用。

角调式乐曲:《春之声圆舞曲》《蓝色多瑙河》《江南丝竹乐》《春风得意》《江南好》。

④徵调式乐曲

特点:旋律热烈欢快、活泼轻松,构成层次分明、情绪欢畅的感染气氛,具有"火"之特性,可入心;主要调节循环系统,对神经系统与精神系统疾病也有调节作用。

听些徵调音乐,如《步步高》《狂欢》《解放军进行曲》《卡门序曲》等。

⑤羽调式音乐

特点:风格清纯,凄切哀怨,苍凉柔润,如天垂晶幕,行云流水,具有"水"之特性,可入肾。主要对泌尿与生殖系统有调节作用。

羽调式音乐,如小提琴协奏曲《梁祝》《二泉映月》《汉宫秋月》《轻骑兵进行曲》《喜洋洋》等中国的吹打乐。

（4）琴声五音与养生

①宫调式

乐曲的风格主要是悠扬沉静、温厚庄重,给人以浓重厚实的感觉。根据五音通五脏的理论,宫音入脾,对脾胃系统作用比较明显,促进消化系统,滋补气血,旺盛食欲,同时能够安定情绪,稳定神经系统。

宫音匹配土型人,即阴阳平和之人。其为人态度和顺可亲,忠厚朴实,端庄持重,观察事物逻辑分明,易听取别人的意见,乐于助人，但性情略为保守。其性情温厚，阴阳调和，一般不容易感染疾病，音乐养生中可以多听典雅温厚的宫调乐。使身心更为健康。

代表曲目有：《梅花三弄》《高山》《流水》《阳春》等。

②商调式

商调式的风格铿锵有力，高亢悲壮，肃劲嘹亮。听商调音乐，可以增强肌体抗御疾病的能力。商音入肺，可以加强呼吸系统的机能，对于改善卫气不足的状况。

商调匹配金型人，又称少阳之人。金型人意志坚定，性格开朗，独立意识强，判断是非能力及组织能力、自制能力颇强，有自以为是的倾向。金型人阳气较盛，音乐养生应该以调和阴阳为主，发散阳气，适合听柔和的羽、角调式的音乐。

代表曲目有：《慨古吟》《长清》《鹤鸣九皋》《白雪》等。

③角调式

角调式乐曲悠扬，生机勃勃，象征春天万木皆绿，角音入肝，对诸如胁肋疼痛、胸闷、脘腹不适等肝郁不舒的诸种症状作用尤佳。

角调匹配木型人，为少阴之人。性格多愁善感，对人生比较悲观，认识事物的能力强，钻研学问，具有才华。木型人大多优柔寡断，沉默寡言，有时让人难以亲近。由于木型人阴气偏重，阳气不足，建议配合用角调乐或宫调乐来调节阴阳。

代表曲目：《列子御风》《庄周梦蝶》等。

④徵调式

徵调的风格欢快，轻松活泼，像火一样升腾，具有炎上的特性。徵调入心，对心血管的功能具有促进作用，对血脉淤阻的各种心血管疾病疗效显著。

徵调匹配火型人，火型人属太阳之人，性格开朗，乐观，反应敏捷，积极主动，志向远大，即使失败也不易后退。但容易急躁冲动，自制力不强，甚至控制不了自己。火型人阳气过多，阴气不足，应配合听羽调式音乐，调和阴阳，避免阳气过剩而导致的一系列疾病和情绪上的失控。

代表曲目：《山居吟》《文王操》《樵歌》《渔歌》等。

⑤羽调式

羽调式清幽柔和，哀婉，有如水之微澜，羽声入肾，故可以增强肾的功能，滋补肾精，有益于阴虚火旺，肾精亏损，心火亢盛而出现的各种症状，如耳鸣、失眠、多梦等。肾精有补髓生脑之功，故羽调式的水乐有益智健脑的作用。

羽调匹配水型人，为太阴之人。性格内向，喜怒不露于表，不喜欢引人注目，心思缜密，谨慎精明，认识事物细致深刻。学问颇好，但含而不露。水型人阴气太重，医家主张，应该用水乐泄其阴气，再以火乐振奋其阳气，从而获得阴阳平衡。

代表曲目：《乌夜啼》《稚朝飞》等。

六、注意事项

1. 注意根据患者的病情选择合理的音乐。

2. 临床中对五音的选择注意辨证。

3. 可以与音乐工作者紧密合作开展治疗。

第四节　足浴疗法护理规范

一、足浴疗法概念

中药足浴疗法是根据传统中医理论和现代全息生物学理论，应用托毒透邪、补肾活血养血方药，通过足部药浴，药性通过穴位直达脏腑，并施以足部穴位按摩，疏通经气，调理气血，这样达到托毒透邪、补肾活血养血的功效。

二、适应证

足浴可改善足部的血液循环、消除疲劳、改善睡眠、调整血压、养生美容、养脑护脑、活血通络等。

临床应用中足浴疗法的适应证有：风湿、类风湿、关节炎、肩周炎、颈椎病、膝关节痛、腰腿痛、背痛、腰椎间盘突出、强直性脊柱炎、头痛、面瘫、手脚麻木、中风后遗症、心脑血管病、高血脂、脑血栓、神经衰弱、咽炎、坐骨神经痛、失眠、胃肠疾病、便秘、遗精、阳痿、早泄、产后风、盆腔炎、卵巢囊肿、附件炎、乳腺增生等疾病。

三、禁忌证

1. 妊娠及月经期的妇女不宜进行足浴。

2. 各种严重出血病或局部受伤在 24 h 以内的患者不宜进行足浴。

3. 恶性肿瘤、肾衰竭、心力衰竭、败血症等各种危重病患者不宜进行足浴。

4. 急性传染病、外科急症或中毒的患者不宜进行足浴。

5. 正处于大怒、大喜、大悲之中的人不宜进行足浴。

6. 身体过度疲劳、精神紧张或精神患疾患的人士不宜进行足浴。

7. 饭前、饭后 30 min 以内或过饥、过饱以及醉酒后的人士不宜进行足浴。

8. 足部患开放性软组织损伤、严重感染以及较重静脉曲张者不宜进行足浴。

9. 属特意体质的人士足浴可能出现过敏反应，应立即停止足浴。

10. 在浴足过程中，由于足部血管受热扩张，可能会出现头晕等现象，若出现这类现象时，应暂停足浴，平卧休息，待症状消失后在进行足浴。

四、评估要点

1. 患者的临床表现、既往史及药物过敏史。

2. 患者的教育情况及心理素质等情况。

3. 患者足部皮肤及对温热的耐受程度。

五、护理操作规范要点

先将脚放入 37℃ 左右的水中，然后让浴水逐渐变热至 42℃ 左右即可保持水温，浴足时水通常要淹过踝部，且要时常蹼动。

浴足时间不要少于 30 min，40 min 较适宜，这是普通热浴足方法。还有中药热浴足方法：每次足前先在水里放入煎煮过的药液（可兑水稀），然后按普通热浴足的方法进行。

六、注意事项

1. 足浴时要注意温度适中（适宜温度在 40~45℃），既防止水温过热灼伤皮肤，尤其是昏迷、生活不能自理者，同时凉水对血管的收缩作用而有利健康。最好能让水温按足部适应逐步变热。

2. 足浴的时间在 30~40 min 为宜，足浴时间内水温要保持，尤其进行足浴治疗时，只有保持一定的温度和确保规定的足浴时间，才能保证药物效力的最大限度发挥，从而起到治疗的效果。

3. 足药浴时，如给予足部以适当的物理刺激，如按摩、捏脚或搓脚等，有条件者也可使用具有加热和按摩功能的足浴盆进行足浴，效果更佳。

4. 饭前、饭后 30 min 不宜进行足浴，由于足浴时，足部血管扩张，血容量增加，造成胃肠及内脏血液减少，影响胃肠的消化功能。饭前足药浴可能抑制胃液分泌，对消化不利，饭后立即足浴可造成胃肠的血容量减少，影响消化。

5. 足药浴治疗时，有些药物外用可起泡，或局部皮肤发红、瘙痒。有的患者属特异体质，用药后可出现过敏反应。出现这些症状后，应停止用药。

6. 足药浴所用外治药物，剂量较大，有些药物尚有毒性，故一般不宜入口。同时，足药治疗完毕后，应洗净患处，拭干。

7. 有传染性皮肤疾病者，如足癣患者，应注意自身传染和交叉传染的可能。同一家庭成员，最好各自使用自己的浴盆，以防止交叉感染或传播传染病。

8. 在进行足浴时，由于足部及下肢血管扩张，血容量增加，可引起头部急性贫血，出现头晕、头眩。出现上述症状时，可用冷水洗足，使足部血管收缩，血流充分流向头部，消除头部急性贫血，缓解症状。

9. 有出血等症状患者，不宜足浴。

第五节　饮食疗法护理规范

一、饮食疗法概念

饮食疗法又称食疗或食治，即是在中医理论指导下利用食物的特性来调节机体功能，使其获得健康或愈疾防病的一种方法。

二、适应证

通过食疗可以调理身体，还可以减肥、护肤、护发，适用范围广泛。

三、禁忌证

食物不仅能提供营养，而且还能治疾祛病。如近代医家张锡纯在《医学衷中参西录》中曾指出：食物"患者服之，不但疗病，并可充饥；不但充饥，更可适口，用之对症，病自渐愈，即不对症，亦无他患"。因此，临床使用时需根据不同疾病确定饮食的禁忌情况。

四、评估要点

1. 临床表现、既往史及食物过敏史。

2. 患者年龄及心理情况。

3. 患者合作情况。

五、护理操作规范要点

饮食疗法即可预防疾病、延年益寿，又可对疾病起治疗作用。

1. 糊类：糊类经过物理处理将食物打碎成糊状并加工成熟供人们直接食用。

2. 粥类：粥即用米加水煮制而成，如加入药物同煮便称做药粥，亦可将适量药汁兑入粥中供患者服用。它包括了食疗与药疗的双重效果。如干姜是中医用于温中散寒的药物，但无补养作用，只适用于里寒之症；粳米或糯米可以健脾益气，却没有散寒力量。若用干姜与米合煮粥服食，就成为具有温补脾胃，治疗脾胃虚寒的食治良方。又如用糯米煮成粥，在煎煮时加入适量葱、姜，煮熟后兑入一小杯醋，既能治疗感冒，又能防感冒。由于谷米煮粥，加入药特别是补益性的药粥，可以正常当做早餐或点心食用，既可充饥，又作食治。粥类食品简便易行，在古今食疗中用的最多。

3. 羹类：羹又称汤，它是以肉、蛋、奶、海味等为主体原料，制成的较稠厚的汤液。可作为正餐，亦可作为佐餐食用。如百合银耳羹，用百合 50 g，银耳 25 g，冰糖 50 g，先将百合、莲子、银耳加水煮熟，用文火煨至汤汁稍黏，再加入冰糖，冷后即可食用。具有安神健脑之功，每晚睡前服，治失眠、多梦、焦虑、健忘。

4. 茶类：又称"代茶饮"，是指含有茶叶或不含茶叶的药物，经粉碎混合而成的粗末制品（有些药物不经粉碎亦可）。一般不用峻猛或过苦的药材。药茶用开水沏后或加水煮后，即可象日常饮茶一样频频饮之。如治疗风寒感冒的姜糖茶，即由生姜、红糖组成。又如菊花茶，即以中药菊花用水沏后频服，可治头晕、目眩，具有清热、明目之功。

5. 酒类：亦称"药酒"，即用中药与酒相结合的一种液体剂型，可用浸泡法或酿制法制备。中医认为，酒能通血脉，去寒气，行药势。常用的药酒有枸杞酒、人参酒、鹿茸酒、健美酒等。但这种药酒的缺点是不能饮酒的人或肝肾功能差的人不宜用。

六、注意事项

遵守食疗原则有利于人体健康和疾病的防治。与此相反，若不遵守食疗原则就不利于这种目的，甚至有害，有关注意事项分述如下。

1. 盲目进补

必须对症进补，防止滋腻太过，这也是进补中常易出现的错误。如老年人如确实阴虚，要用熟地、阿胶之类，也应小量，不宜过于滋腻。鹿茸确能补精助阳，是著名补阳药，如骤用大量，就会出现鼻子流血、眼红、头晕等上火症状。所以要掌握一个度，从小量开始。

有些人想当然进补，认为多补无妨。比如鱼肝油含维生素 A 及维生素 D，人体在维生素 A 缺乏时可得眼干燥症及夜盲症，维生素 D 缺乏时可导致佝偻病，但实际上从食物中摄取维生素 A 已足够生理需要，只有在得了慢性肝炎、胰腺炎、腹泻时才会出现维生素 A 缺乏。如盲目长期大量服用，可致中毒，出现头痛、恶心、呕吐，毛发脱落，皮肤瘙痒，维生素 D 盲目长期大量应用，可致低热、烦躁、厌食、肝脏肿大、肾脏损害、骨骼硬化等。其他的维生素类药品，也不宜盲目想当然用来作为补药，如维生素 C 长期大量服用，可致肾、输尿管、膀胱结石；维生素 B_1 大量应用可致头痛、烦躁、心律失常、浮肿和神经衰弱。

2. 滥用药物食品

近年来，"药物食品"流行起来。这些"药物食品"一旦滥用，危害很大。它能使人体正常的生理活动遭到破坏，甚至致病。如含人参、鹿茸、石斛等的食品，常常不辨体质和病情，盲目乱用。

3. 不辨宜忌

在进行食疗的过程中，辨清食物的寒热温凉属性及其相应的作用，使用宜忌十分重要。比如鱼所含的鱼油主要是二十碳五烯酸，具有抑制血小板凝集的作用，对防治冠心病和脑血栓形成大有益处，可是因其降低了血小板的凝聚性，可引起各种自发性出血，包括脑出血。所以，有脑出血倾向或已经有过脑出血史的人，就不宜盲目大量进食鱼类。

4. 食不偏嗜

合理膳食首先要求人们饮食要多样化。中医以五味代表各种食物及其特点，也认为各种食物的摄取不能有偏；如果长期偏食，就会影响正常生理状态甚至发生疾病。如《黄帝内经》说："味过于酸，肝气以津，脾气乃绝；味过于咸，大骨以劳，短肌，心气抑；味过于甘，心气喘满，色黑，肾气不衡；味过于苦，脾气不濡，胃气乃厚；味过于辛，筋脉沮驰，精神乃央。"又说："多食咸，则脉凝泣而变色；多食苦，则皮槁而毛拔；多食辛，则脉急而爪枯……"都反复说明了这一问题。

此外，《黄帝内经》指出："饮食者，热无灼灼，寒无沧沧"。《金匮要略》也说："服食节其冷热"。说明既不能过食生冷、瓜果，也不能食温度过高、辛温燥热的食物。因为前者易损伤脾胃阳气，引起少食腹泻、腹痛，或妇女月经不调等；后者易肠胃积热、伤阴劫液，引起口渴咽干、胃脘灼热或腹痛、便秘，也是诱发食管癌的重要因素。

5. 饮食有节

饮食有节或饥饱适当都是指饮食要适度，不能过少也不能过多。它是保证合理膳食的重要内容之一。一般来说，当食欲得到满足时，热量需要即可以满足，表示人体健康的标准之一的体重也可以维持正常。进食过少引起消瘦，进食过多引起肥胖，无疑都是不好的。

我国古代对饮食过多给人带来的损害十分注意。《黄帝内经》说，饮食"勿使过之，伤其正也"。首先是"饮食自倍，肠胃乃伤"。再则可引起某些疾病。对于饮食营养过于丰富造成的严重后果，《寿世保元》指出："恣口腹之欲，极滋味之美，穷饮食之乐，虽肌体充腴，容色悦泽，而酷烈之气内蚀脏腑，精神虚矣"《饮膳正要》说："故善养性者，先饥而食，食勿令饱。先渴而饮，饮勿令过。食欲数而少，不欲顿而多。"，即明确了如何掌握好饮食有节。

6. 妊娠产后饮食

妊娠、产后因孕育胎儿或哺乳等特殊生理情况，因此要选用适宜的饮食而避忌不适宜的饮食。孕妇饮食要从谷物粮食、动物性食物中获得足够的热量，并根据妊娠不同阶段拟定饮食。如早期出现孕吐，饮食要投其所好，少吃多餐。2~3月孕吐消失后应多食富含蛋白质的动物性食物、大豆与干果，富含维生素、纤维素的蔬菜、水果。忌食过咸、含钠多的饮食，如咸鱼、腊肉。妊娠后期有水肿等情况时，饮食宜清淡，要少吃盐，宜食有健脾利湿功能的鲤鱼、鲫鱼、赤小豆、薏苡仁；同时还应食含铁、钙丰富的动物肝脏、肉松、豆制品。此期由于胎儿逐渐长大，影响脾胃运化，故应少食番薯、蚕豆、豌豆等易引起腹胀的食物。此外，妊娠期因脏腑经络之血皆注于冲任以养胎，机体相对处于阴血偏虚、阳气偏盛的状态，所以一般都应忌食辛辣刺激和温燥的饮食，如姜、辣椒、桂皮、酒、羊肉、狗肉等。

产后因产时的体力消耗与出血，产妇处于虚弱状态，又有哺乳的需要，因此应多食富含脂肪、蛋白质和能补养气血的饮食，如动物性饮食、豆类、干果，或在膳食中添加黄芪、党参、当归、大枣等。产后大便困难者，可多食蔬菜、芝麻、胡桃仁等。食量要根据产妇的胃口逐渐增加，饮食要容易消化。勿食生冷坚硬和过于肥腻味厚的食物，以免损伤胃气。

7. 病中饮食宜忌

汉代《金匮要略》说："所食之味，有与病相宜，有与身为害，若得宜则宜体，害则成疾"。表明患病时对饮食应有所选择，由于疾病和证候的不同，饮食宜忌也不一样。如脾胃虚寒，腹泻腹痛者，宜食易消化、能补脾温中的饮食，如含山药、莲子、大枣、砂仁、胡椒之类的饮食；忌食寒凉的生冷瓜果和滋腻的饮食，如冰棒、冷饮、西瓜、糯米饭、海参、肥肉。阴虚内热，发热心烦、口渴者，宜食能养阴清热的饮食，如含西瓜、番茄、芹菜、莲子心、麦冬之类的饮食；忌食温燥、辛烈刺激的饮食，如姜、辣椒、羊肉、浓茶、酒、咖啡。糖尿病患者宜食有助于降糖的饮食，如含山药、麦冬、甜菊叶、黄芪之类的饮食；忌食精制糖及其制品。一般来说，患病期间，都宜食性质温和、易消化、营养合理的饮食，忌食坚硬、黏滞、腥臭和过于油腻的饮食。

在疾病初愈，食欲刚好转时宜以糜粥调养，不可骤进日常饭菜或肉食之类厚味的饮食。以免难于消化，脾胃受累，甚至病难痊愈或疾病复发。尤其是胃肠道疾病较为常见。

8. 四季饮食宜忌

四时调食，即顺应自然界四时之变化，适当调节自己的饮食。这种四时调食的观点是建立在中医养生学整体观念基础上的。饮食是人体与外界联系的一个方面，所以在饮食方面也应该适应自然界四时气候的变化，而做相应的调整。

春三月，人体肝气当令，所以饮食宜减酸益甘，以免肝气生发太过，特别是素体肝阳偏亢者，春季最宜复发，因此除了注意饮食调节外，最好以药物预防，可用甘味食物养脾气。

夏三月，气候暑热，人体消化机能下降，故宜吃清淡、宜消化的食物，特别要注意多吃些营养丰富的蔬菜、水果等。夏天出汗较多，津液相对匮乏，故适量饮用"绿豆汤"等冷饮，补充水分、清热解暑。但冷饮不宜过量，否则有害无益。　我国人民自古就有饮茶解暑的习惯。现代研究证明，茶叶除含有粗纤维、胶质、叶绿素外，还含有生物碱、黄酮类、鞣质、维生素、麦角甾醇、挥发油，以及少量的烟酸、叶酸、蛋白质、矿物质等。饮茶能提神醒脑，解除疲劳，增强记忆力。因此，夏季饮茶解暑要比冷饮效果更好。

秋三月，是肠胃道疾病的好发季节，此时尤应注意饮食卫生，以防"病从口入"。此外，立秋之后，不可贪吃冷饮凉食，以免损伤脾胃。

冬三月，阴盛阳衰，是身体虚弱者进补的较好时机。冬季进补的关键是食补，补益之品甚多，可因人而宜。

主要参考文献

[1] 高如宏.回医特色诊疗技术.银川：阳光出版社，2014.

[2] 牛阳.《回回药方》研究.银川：阳光出版社，2010.

[3] 徐桂华，胡慧.中医护理学基础.北京：中国中医药出版社，2016.

[4] 李小寒.基础护理学.北京：人民卫生出版社出版，2017.

[5] 孙秋华.中医护理技术及临床应用.第2版.北京：人民卫生出版社出版，2013.

[6] 秦元梅，杨丽霞.常用中医护理技术操作指南.第2版.郑州：河南科学技术出版社，2016.

[7] 中华中医药学会.中医护理常规技术操作规程.北京：中国中医药出版社，2006.

[8] 符文彬，徐振华.针灸临床特色技术教程.北京:科学出版社，2017.

[9] 齐昌菊.中医针灸适宜技术简明图谱.北京：中医古籍出版社，2012.

[10] 张奇文.中国灸法.北京：中国中医药出版社，2016.

[11] 腾红丽.民族医特色诊疗技术规范.北京：中国医药科技
出版社，2015.

[12] 青海省藏医药研究院.藏医药学精要述评.西宁：青海民
族出版社，2015.

[13] 董毅峰.当代蒙医学基础理论.北京：人民卫生出版社出
版，2016.